1日1回!
見るだけで老眼はどんどんよくなる

若桜木虔

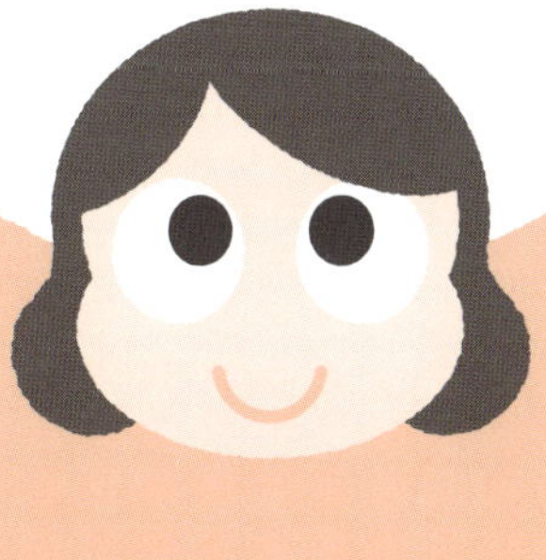

青春出版社

はじめに――「眼筋トレーニング」で、くっきり見える目に変わる！

老眼は治らない、とあきらめている人が多いと思います。

確かに、年齢と共に徐々に衰えが出てくるのは致し方ありません。しかし、**適度なトレーニングによって、目の衰えを防ぐ、遅らせることは充分に可能で、回復させることさえ不可能ではありません。**もちろん、ホルモン異常であるとか、原因がハッキリした病変がある場合を除いての話ではありますが。

目には、眼球を上下左右など、さまざまな方向に動かす「6種類の眼筋」と、望遠鏡などのレンズに相当する、水晶体の厚みを変えて焦点距離を変更する「毛様体筋《もうようたいきん》」という合わせて7種類の筋肉があります。これらの筋肉が衰えると、目の老化が進みます。ただ、**7種類の筋肉は自分で動かし、鍛えることができます。そのため、手足の筋肉と全く同じで、トレーニングによって劣化を防止し、なおかつ強化することは、充分に可能です。つまり、トレーニング次第で老眼は治せるし、ピントもくっきり合うようになるのです。**

本書では、目に関わる7種類の筋肉を強化する「眼筋トレーニング」を紹介しています。最低でも1日に1回、もし、時間を捻出することが可能であれば、5回、10回と、トレーニングを日常生活のルーチン・ワーク（習慣）として取り入れてください。そうすれば必ずや、目の状態に関して、好結果を得られるはずです。

平成29年1月吉日　若桜木虔

1日1回！見るだけで「老眼」はどんどんよくなる　目次

PART 1

老眼は自分の力で治せる!

加齢による目の老化を放置すると、大変なことに

〝ピントが合わない〟だけでなく、全身に悪影響が及ぶ可能性があります。

1 自律神経が乱れる

老眼で、常に遠くに目のピントが合っている状態になると、身体は無意識に緊張状態に。すると、全身のさまざまな機能を調整する「自律神経」のうち、緊張状態に活発になる「交感神経」が過剰に働き、リラックス時に働く「副交感神経」がうまく機能せず、不調が起こることがあります。

不調 1 肩こり

交感神経には、毛細血管を収縮させる働きがあります。交感神経優位の状況が続くと、首や肩回りを含む全身の血行が悪くなり、肩こりに。

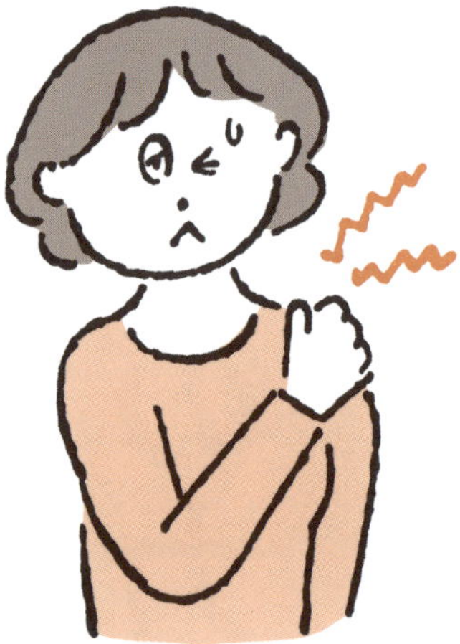

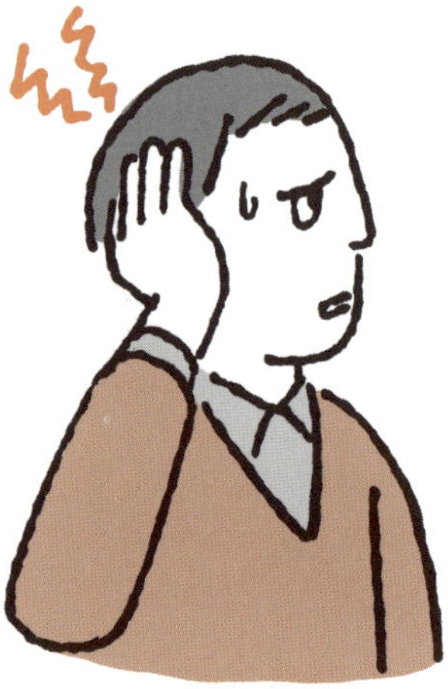

不調 2 頭痛

交感神経が過剰に働き、毛細血管が収縮すると、脳内の血流が悪化し、これによって頭痛が引き起こされます。

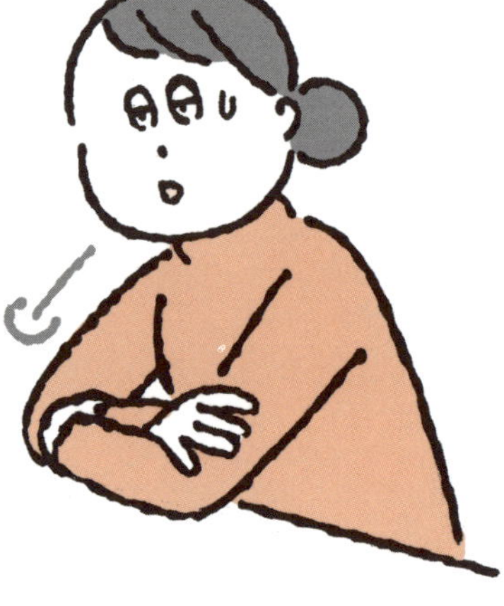

不調 3 疲労感

身体を休めるときに働く副交感神経が機能せず、疲労回復がうまくできなくなります。

2 視野が狭くなる

年齢を重ねるほど、目も身体と同様にどんどん老化が進みます。それに伴い、目の瞳孔《どうこう》の広がりや動きが悪くなるため、視野が狭まっていき、歩行中に横から走ってきた車に気づかない、ということが起きたりします。

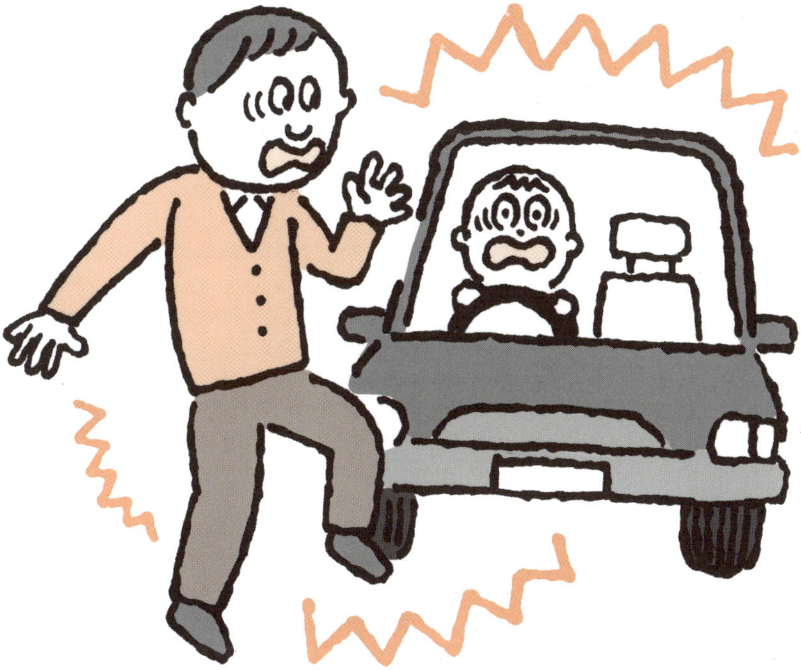

「目の老化」も自分で改善できる!

「年をとったら、老眼になるのは仕方ない」

そう思っていませんか? しかし、老眼をはじめとする目の老化現象は、本書のトレーニングによって予防、改善できます。

実際に、老眼鏡がなければ活字を読むことができなかった人が、本書のトレーニングを1日1回行うことで、老眼鏡を使わずに本や新聞が読めるようになっただけでなく、視力まで回復し、メガネもコンタクトもなしの状態で、近くのものに目の焦点が合うようになったのです。また、年と共に狭くなる視野も本書の視野拡大トレーニングで広げることができます。

目の老化を放置することは、健康上もよくありません。

足腰が弱ったら筋トレをするように、目の衰えを感じたら目のトレーニングをして〝老化に歯止めをかける〟ことが重要なのです。

老眼はなぜ起こるのか?

近くにピントが合わなくなる理由を、目のしくみにもとづいて解説します。

目のしくみ

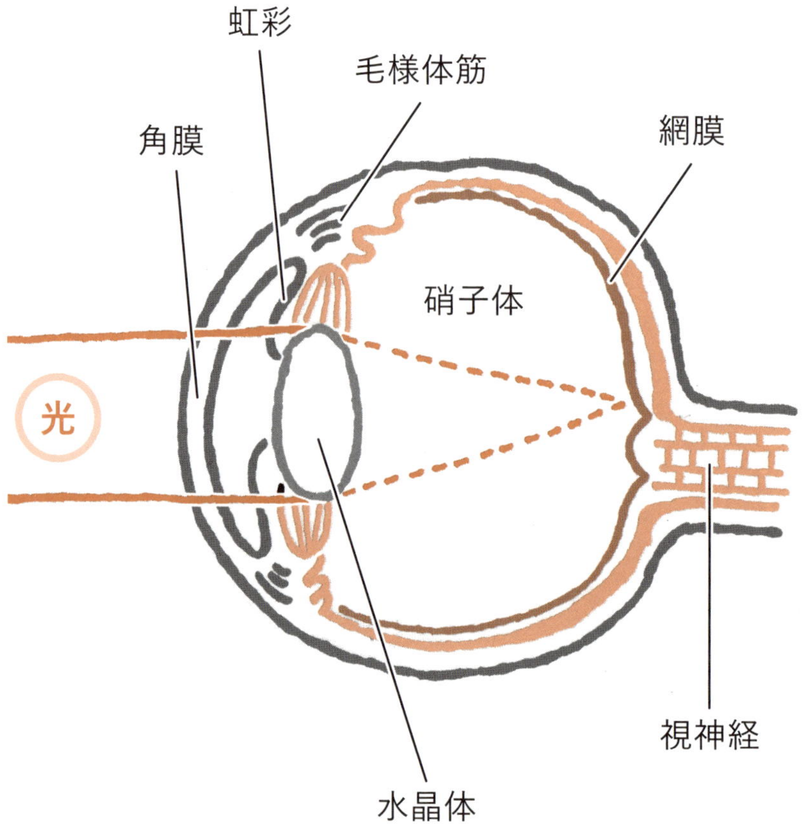

ものを見るときの目の働き

目はかたちや色を光として取り入れます。外からの光は、角膜《かくまく》を通り、その後、光量の調節を行う「虹彩《こうさい》」、ピントを合わせる「水晶体」、透明なゼリー状の組織「硝子体《しょうしたい》」を順に通って、「網膜《もうまく》」に達し、焦点を結びます。網膜に達した光が信号となって視神経を通り、脳に伝えられることで、ものを見ることができるのです。

カメラに例えてみると、ものがはっきりと見えるときは、「レンズ」である水晶体と、水晶体の厚みを変えてピント調節を行う「毛様《もうよう》体筋《たいきん》」という筋肉がしっかりと機能し、「フィ

ピント調節のしくみ

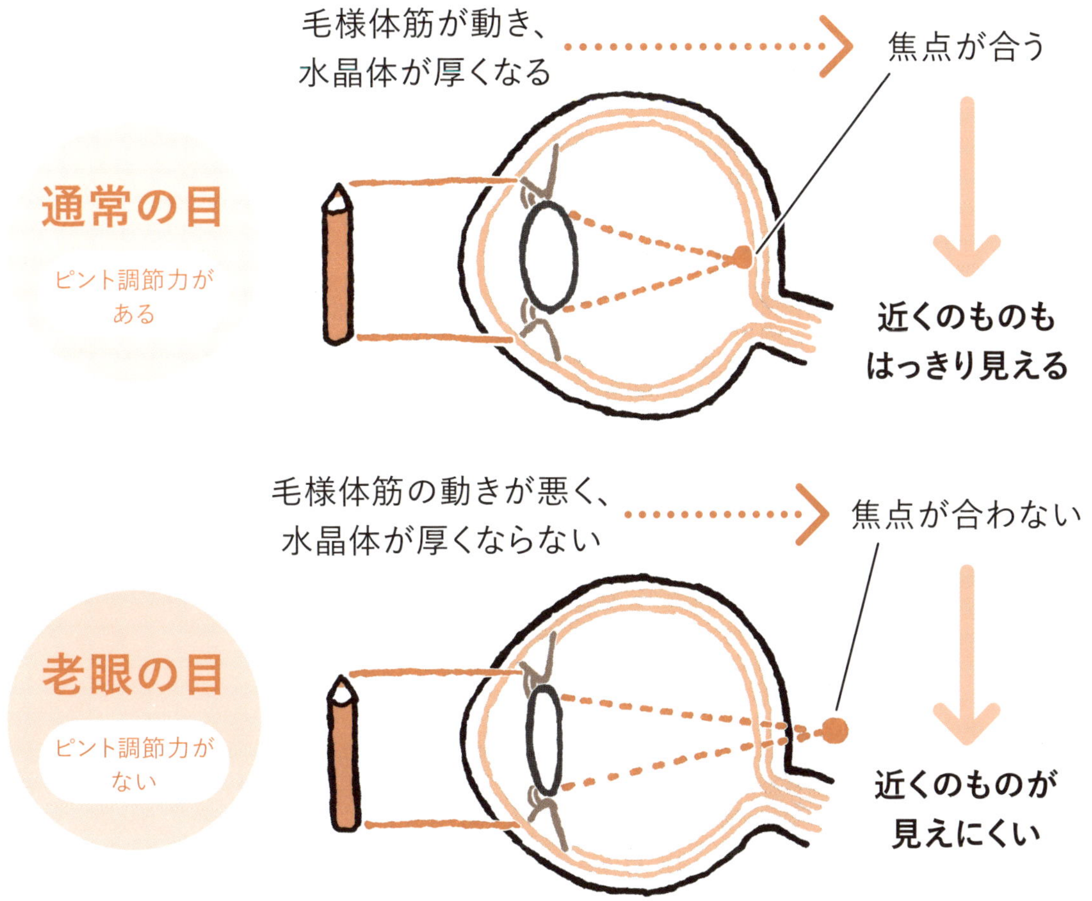
毛様体筋が動き、
水晶体が厚くなる
焦点が合う
通常の目
ピント調節力がある
近くのものも
はっきり見える
毛様体筋の動きが悪く、
水晶体が厚くならない
焦点が合わない
老眼の目
ピント調節力がない
近くのものが
見えにくい

ルム」である網膜に、はっきりとした「絵」が映っていることになります。

「毛様体筋&水晶体」の老化が、老眼の原因

先ほどお伝えした通り、目のピントを合わせるには、水晶体と水晶体の厚みを調整する毛様体筋を機能させることが必要です。

しかし、加齢と共に、水晶体も毛様体筋も衰えていきます。

水晶体は弾性が失われ、厚みが変わりにくくなります。さらに、レンズの厚みを変える毛様体筋も劣化して調節力が弱まります。この2つが原因となり、目のピントが合いにくくなり、目の障害の1つである「老眼（正式には老視）」が起きるのです。

水晶体の老化を止めることは難しいですが、筋肉である毛様体筋の衰えはトレーニング次第で防ぐことができます。本書では、毛様体筋を鍛えるトレーニングを徹底的に紹介し、老眼の改善・予防を行います。

中高年にも増加している〝スマホ老眼〟って？

老眼の原因は加齢だけではありません。スマホ・パソコンの長時間利用が、目の老化を進行させます。

こんなスマホの使い方、していませんか？

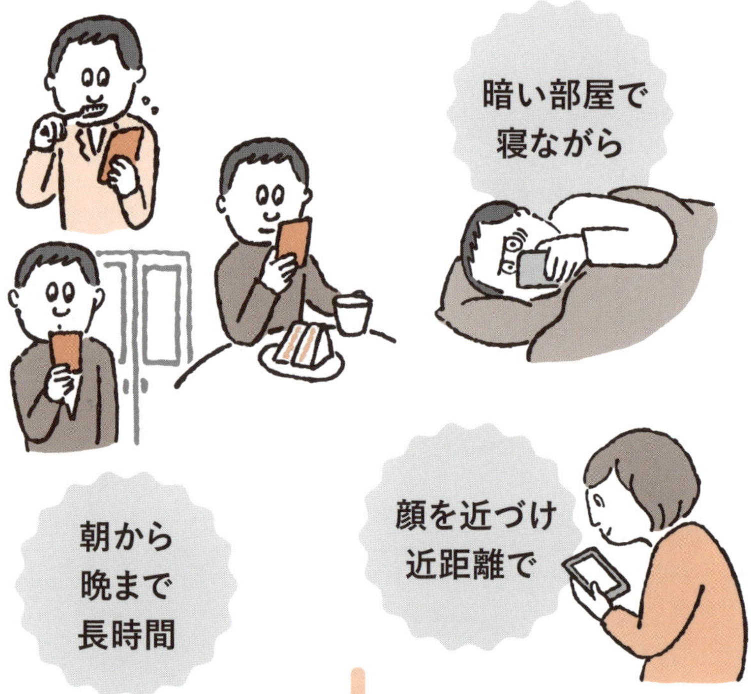
暗い部屋で
寝ながら
朝から
晩まで
長時間
顔を近づけ
近距離で

目のピント調節機能が働きにくくなり、老眼が進行する恐れも！

スマホが、目の衰えを進行させる

今ではスマートフォン（スマホ）を持っていない人は、ほとんどいないでしょう。ちょっとした空き時間があれば、すぐスマホでニュースやメールをチェックするのが、クセになっている方もいるのではないでしょうか。

スマホの画面を見る時間が長くなると、毛様体筋の劣化衰弱は加速します。スマホをずっと見ているときには、ピント調節をする毛様体筋を動かす機会が、ほとんどないためです。

身体の他の機能と同様に、使われない毛様

スマホ老眼のしくみ

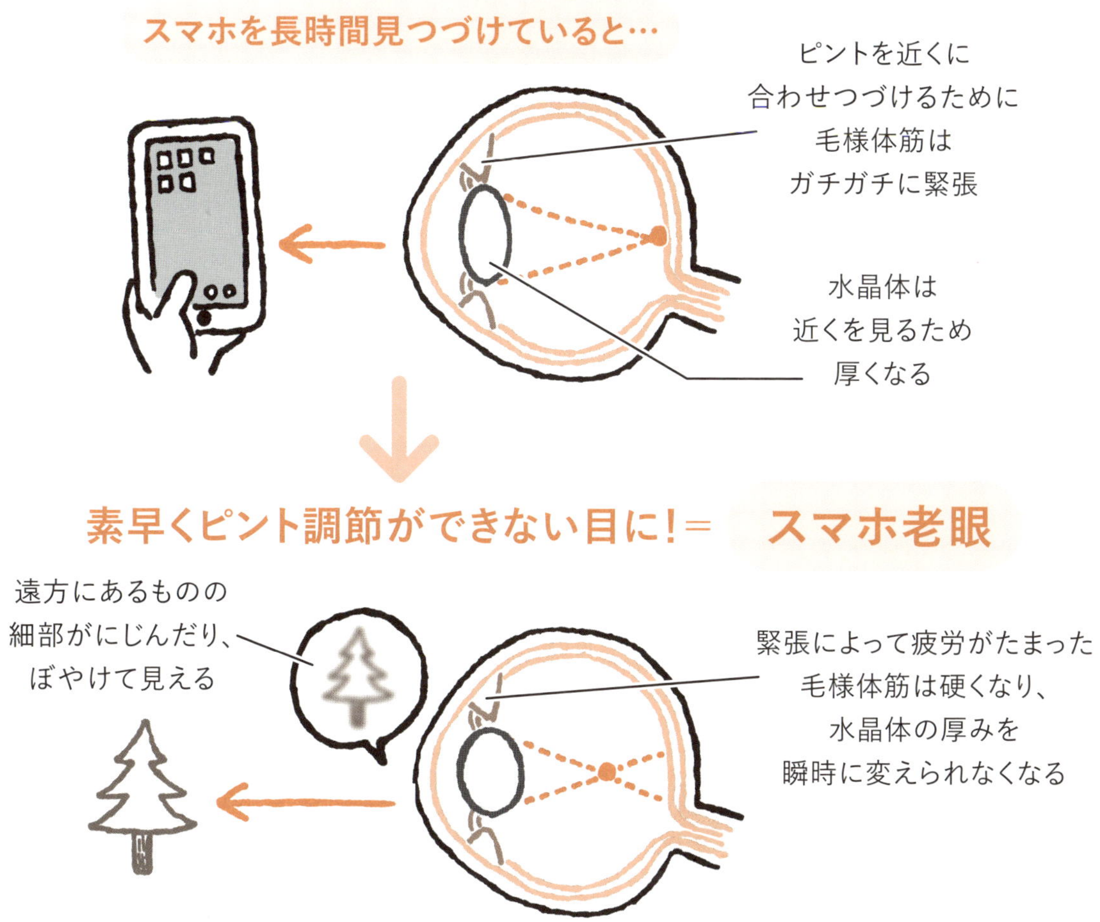
スマホを長時間見つづけていると…
ピントを近くに
合わせつづけるために
毛様体筋は
ガチガチに緊張
水晶体は
近くを見るため
厚くなる
素早くピント調節ができない目に！＝スマホ老眼
遠方にあるものの
細部がにじんだり、
ぼやけて見える
緊張によって疲労がたまった
毛様体筋は硬くなり、
水晶体の厚みを
瞬時に変えられなくなる

体筋や水晶体の機能は衰えていきます。

つまり、スマホを使えば使うほど、ピント調節機能が働きにくくなり、老眼が進行するのです。

また、小さなスマホの画面を近距離で長時間にわたって見ていたあと、遠方を見ようとしても、直《ただ》ちには目のピントが合わせられない、といった現象も起きます。

近くを見るとき、毛様体筋は水晶体を厚くするために緊張します。スマホを見ている間は、この緊張状態が長く続くので、毛様体筋に疲労がたまり、徐々に硬くなっていくのです。すると、遠くにピントを合わせようとしてもこり固まった毛様体筋のせいで、スムーズにピントを合わせられません。これが「スマホ老眼」と呼ばれる症状です。

また、暗い場所でスマホを見ることは目にとって大きな負担となり、これもまた目の老化を進行させます。

スマホの多用は、さまざまな側面から目の衰えを進めてしまうのです。

ストレスが、目の老化を進行させる

生活の中で生じるさまざまなストレスも、老眼促進・視力低下の原因になっているのです。

進行させるしくみ

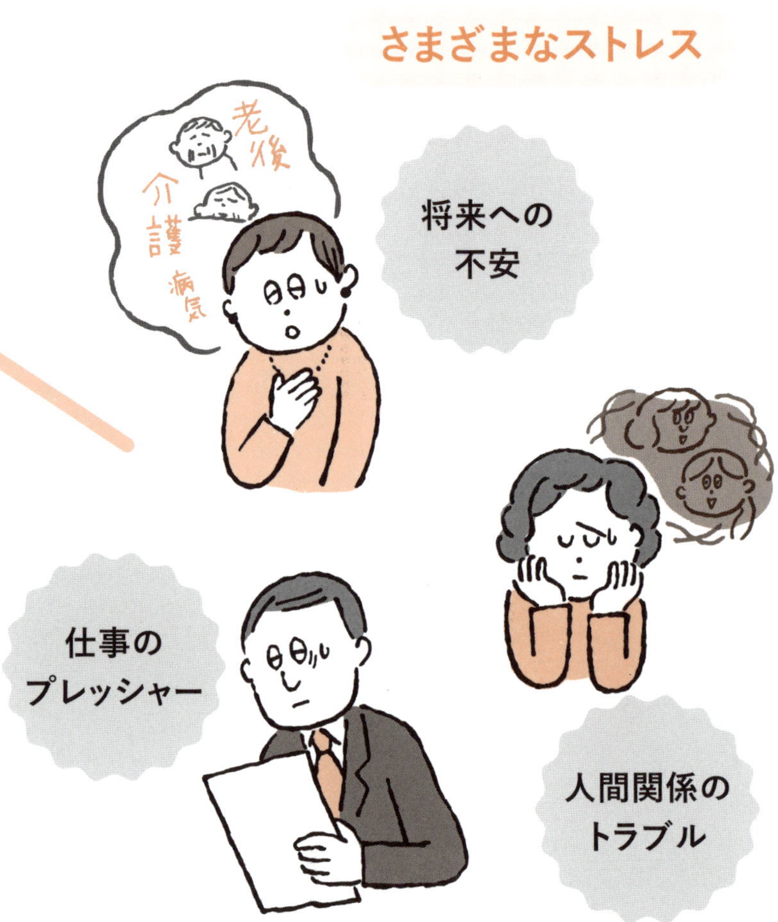
さまざまなストレス
老後
介護
病気
将来への不安
仕事のプレッシャー
人間関係のトラブル

ストレスと目の深い関係

現代は、すさまじいまでのストレス社会です。学生時代の受験勉強に始まって、社会に出れば出世競争や職場の人間関係の悩み、リストラや老後の生活などの将来の不安もあるでしょう。

　これらの大きな精神的ストレスが、実は目の老化を進行させ、さらには視力低下の大きな原因になっているのです。

　私たちの胃や腸の働き、体温調節などの全身の機能を司《つかさど》るのが自律神経です。自律神経には交感神経と副交感神経があって、ストレスを感じているときは、もっぱら交感神経だ

ストレスが老眼を

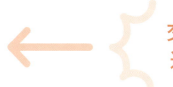

交感神経が
過剰に働く

→

末梢の
毛細血管が
収縮

↓

全身が血行不良に。
眼筋も血行不良に陥り、
目の老化＆視力低下が進む

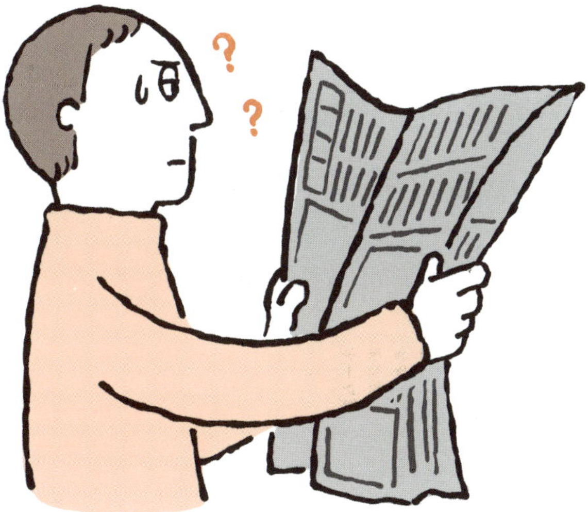

けが作動している状態になります。

先にも少しお話ししましたが、交感神経は、いうなれば戦闘体勢神経で、副交感神経はリラックス神経です。交感神経が過剰に活性化すると、末梢の毛細血管が細く収縮した状態になります。これは、敵との戦闘で負傷した場合に、出血量を抑えるためです。

実際には、人間関係でストレスがかかっているだけだとしても、交感神経は過剰な緊張状態を「敵に襲われ命が危ない！」と誤認して、身体を無意識に「戦闘体勢モード」にもっていくのです。この結果、血管が収縮した状態が続き、目を含む全身で血行不良が起きます。すると、眼筋は慢性的な酸欠状態となり、充分に動かせなくなるのです。

動かない眼筋は〝運動不足〟に陥り、その老化は進みますし、視力低下も起きてしまいます。

ストレスは心の問題のみならず、目の老化にも大きな影響を及ぼすといえるのです。

眼筋を鍛えれば、目は若返る

ピントを調節する毛様体筋に加えて、「6つの眼筋」を鍛えることで、目の老化を予防・改善します。

眼球を動かす「6つの眼筋」

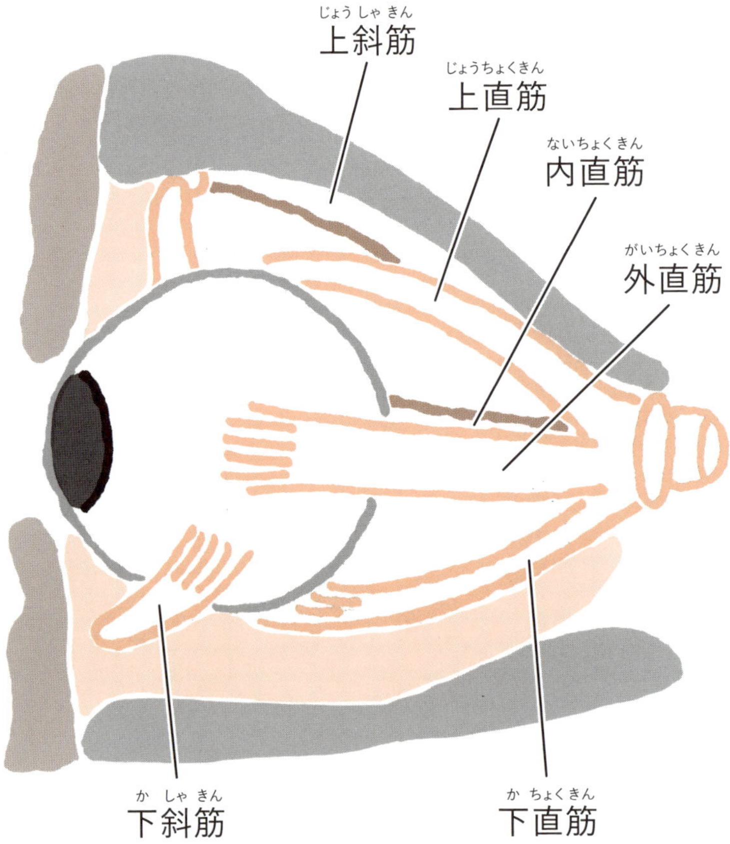

※目を真横から見たとき

眼筋が「視力回復のカギ」をにぎっている

目には、上記のイラストで示したように6種類の眼筋がくっついていて、目を動かす役割を受けもっています。それぞれの筋肉が連係して動くことで、眼球を上下左右へと動かすことができるのです。

　これらの眼筋が〝運動不足〟や加齢によって衰えていくと、眼球に歪みが生じ、近視や乱視になります。そのため、視力の回復をしたいときは、これらの6つの眼筋を鍛えるトレーニングを中心に行います。また、6つの眼筋を鍛えることは単純な視力回復だけでなく、目の老化にも、よい効果を表します。

毛様体筋と6つの眼筋を鍛えると目の老化をさまざまな面から予防できる！

1
近くにピントが合うようになる（老眼の改善）

2
視野が狭くなるのを防げる

3
近視・乱視などが改善する

4
白内障の予防につながる

5
緑内障の早期発見につながる

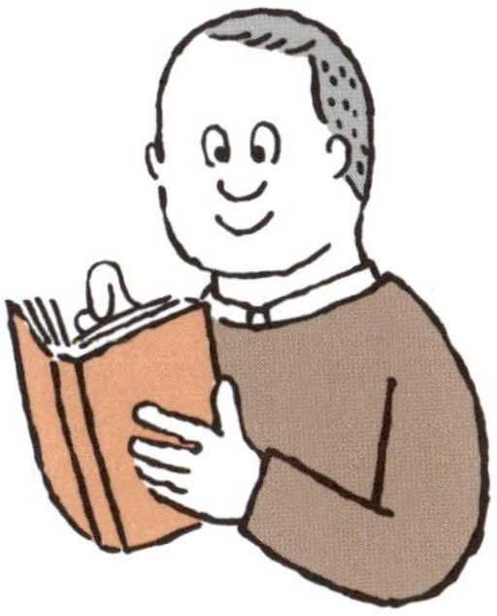

目の筋トレで得られる効果

毛様体筋のトレーニングに加えて、６つの眼筋を鍛えるトレーニングを行うことで、「目の老化改善」に次の効果が期待できます。

まず、眼筋トレーニングでは、必然的に眼球を頻繁に大きく動かしますから、眼球全体の血行がよくなってきます。高齢になると悩まされる白内障は、まだ原因は未特定で、水晶体の細胞同士の接着力の劣化、水分の循環の悪化のせいで、病気ではなく、老化の一環、という考え方があります。これは眼筋トレーニングで防止や進行阻止が期待できます。

また、老化が進むと視野が狭くなりますが、本書で紹介する視野拡大トレーニングで、視野の狭まりを防ぎ、さらに緑内障の進行にも気づける可能性があります。

緑内障は、視野異常狭窄《きょうさく》が前駆《ぜんく》症状として現れるので、視野を広げる訓練をすることで早めに発見できるのです。

左脳型生活が、老眼を悪化させる！

現代社会では左脳を偏って使う傾向にあります。勉強でも仕事でも論理的な思考や事務的な計算をする機会が多いからです。左脳は論理的な思考や計算をするとき、また言語認識と記憶力を使うときに強く働きます。

左脳偏重型の生活は、老眼を進行させる可能性が高いので、できれば右脳型の生活にウエートを置くようにもっていかなければなりません。その理由ですが、左脳偏重型は日常生活において、狭い範囲に極度に神経を集中させるような見方をします。いうなれば「一点集中型」です。

そうするとストレスが大きくなって交感神経も優位になりやすく、血圧が上がる、精神的な疲労が大きくなる、白内障が起きやすくなる、緑内障の発症に気づきにくい、といった身体的な弊害に加えて、視野が狭くなるので、外出時に交通事故などに合う可能性が高くなります。

それに対して右脳偏重型は「リラックス型」です。「一点集中型」の正反対で、強《し》いて表現するなら「多点分散集中型」ということができます。

右脳型を交感神経、副交感神経という観点で見ると、後者にウエートを置いているので、身体的にはリラックスした状態で仕事などに臨むことができます。老齢になっても、ばりばり仕事をこなしている超人的な人物は、だいたいが、この右脳型です。

たとえば、あなたは、歌詞のある歌をＢＧＭとして流しながら、作業に取り組むことができますか？

単純作業ならば可能ですが、神経を使う複雑で込み入った、あるいは創造的な仕事となると、クラシックのような歌詞のない楽曲でなければ無理、という人が多数派になるはずです。

歌詞にも意識を置き、手元の作業にも集中するのは、典型的な右脳型です。一ヶ所に集中しつつ、全体に神経を向けるトレーニングを積んでいないとできないでしょう。

本書で紹介する眼筋トレーニングの中には、意識を一点に集中しつつ全体にも神経を張り巡らす、といった相反することを同時並行に実行するタイプのものが、いくつもあります。

これを日常的に行っていると、ＢＧＭの歌詞を聴きながら手元の作業への集中力を途切れさせない、果ては、複数の人の言うことを明瞭に聞き取れる、といった状況にまでもっていくことが可能です（もちろん、それは究極の理想であって、個人差が大きいですが）。

そうすると、事物を見ることに関しても、１８０度に近い領域も、遠近も、ひっくるめて広角度に見ることが習慣として根付くので、老眼が起きにくくもなります。

老眼は主として毛様体筋の劣化によって引き起こされますが、広角度でものを見ると、自分自身は自覚していなくても、6種類の眼筋と毛様体筋を頻繁に小刻みに動かすことができるので、劣化が起きにくいのです。

PART 2

老眼改善・眼筋トレーニング

実践編

さあ、眼筋トレーニングを始めよう！

トレーニングの効果をしっかり引き出すために大事なことをQ&A形式で伝えます。

Q どんなトレーニングがあるの？全部やらないとダメ？

A 本書のトレーニングは、

1 ピント調節機能を鍛える
毛様体筋トレーニング

2 狭まりがちな視野を広げる
視野拡大トレーニング

3 目の血行をよくし、視力を回復する
6つの眼筋トレーニング

の3つです。1の毛様体筋トレーニングの中から好きなものを1日1回行いましょう。2の視野拡大トレーニング、3の6つの眼筋トレーニングは、番号順に難しくなっていますが、順番通りに行わなくてもかまいません。気が向いたときに、好きなトレーニングをやってみましょう。

Q メガネ・コンタクトはしたままでOK？

A メガネはつけたまま行ってかまいません。コンタクトは外してください。

Q どんなふうにやると効果的？

A テレビ番組の合間のCMの時間など、ちょっとした隙間時間を利用してこまめにトレーニングを行うと、より効果が期待できます。

ポスターと本を同時に使って、ピント調節機能を効果的に整える

巻末に付いているポスターと本をセットで使うことで、毛様体筋を効果的に鍛えられます。

本書は巻末にポスターが付いています。
まず、ポスターを本から切り離し、
3枚に切り分けましょう。
ポスターには片面3枚ずつ、
両面で計6枚の写真がありますが、
1つのトレーニングで
使用する写真はその中の1枚です。
6枚の写真には、
それぞれ連動している本のページがあるので、
そのページを使ってトレーニングを行います。

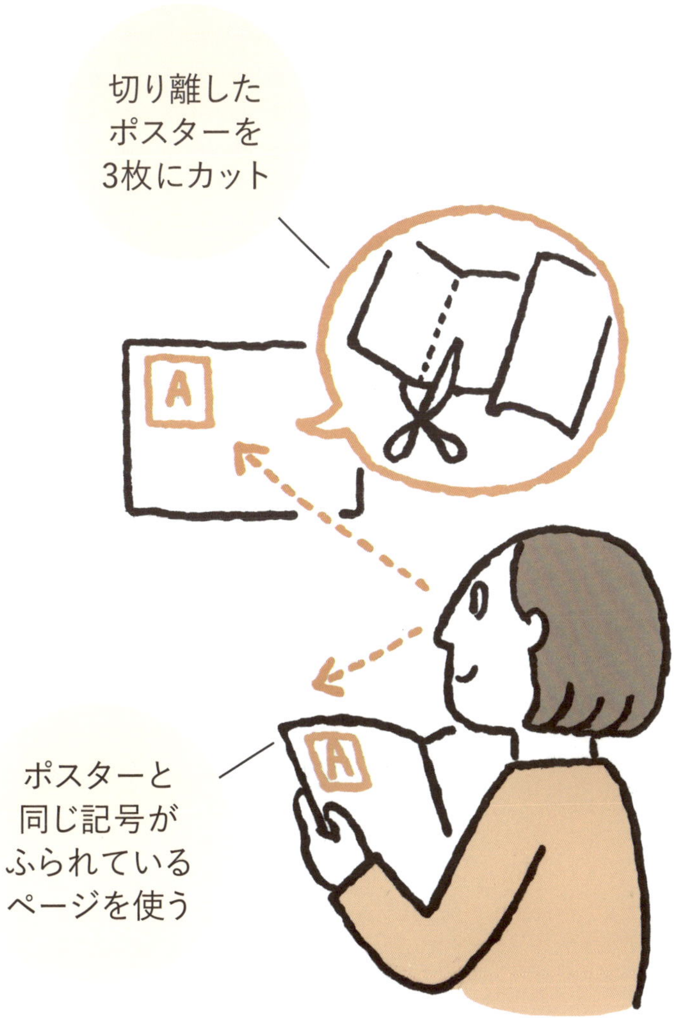
切り離したポスターを3枚にカット
A
A
ポスターと同じ記号がふられているページを使う

毛様体筋トレーニングⒶ

目安時間 **10秒**

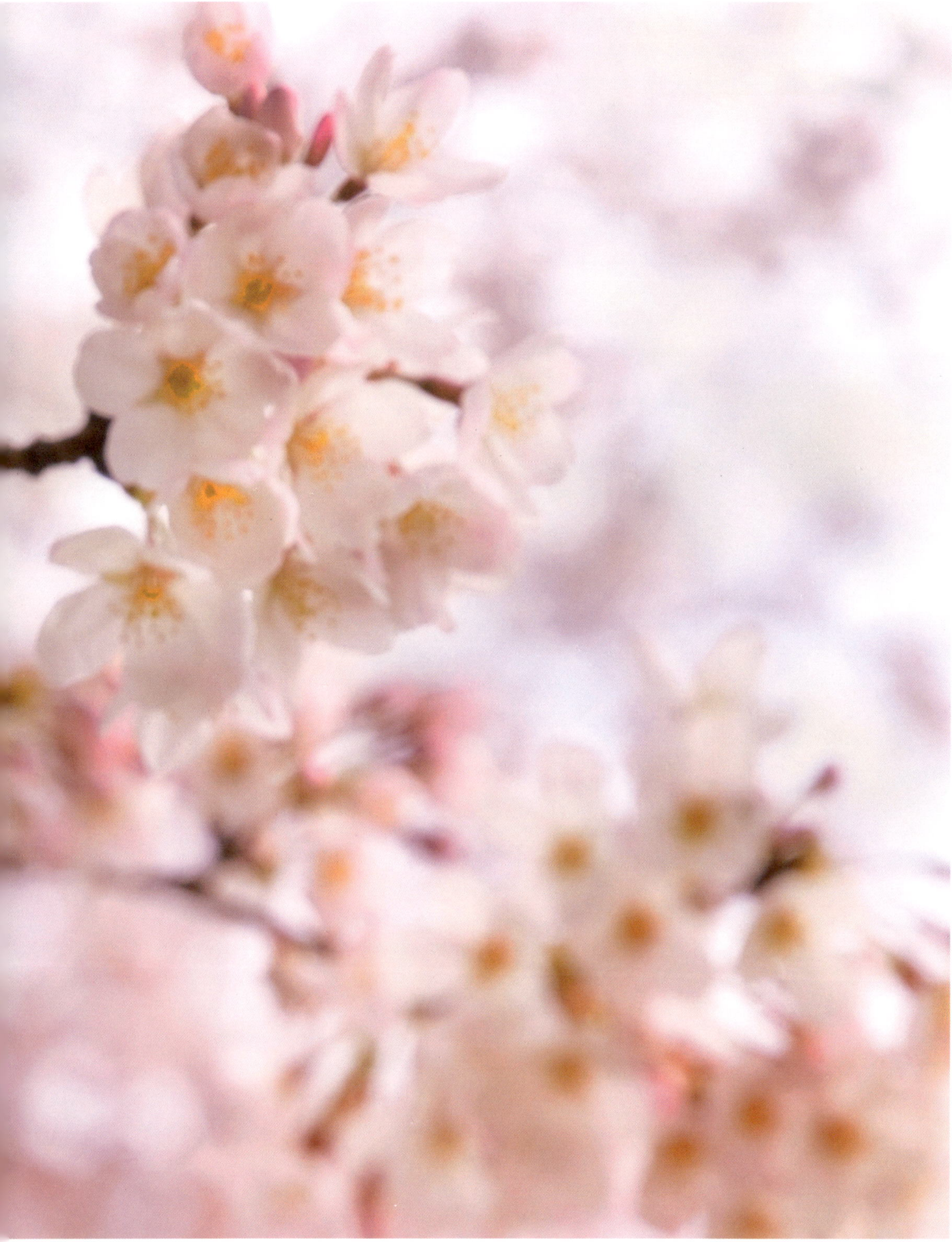

提供：optimarc／Shutterstock.com

Aのポスターを壁に張ります。
ポスターから1メートル以上離れたら、下の写真とポスターを交互に素早く見ます。
まずは、10秒間から始め、慣れてきたら徐々に見る時間を延ばしていきましょう。

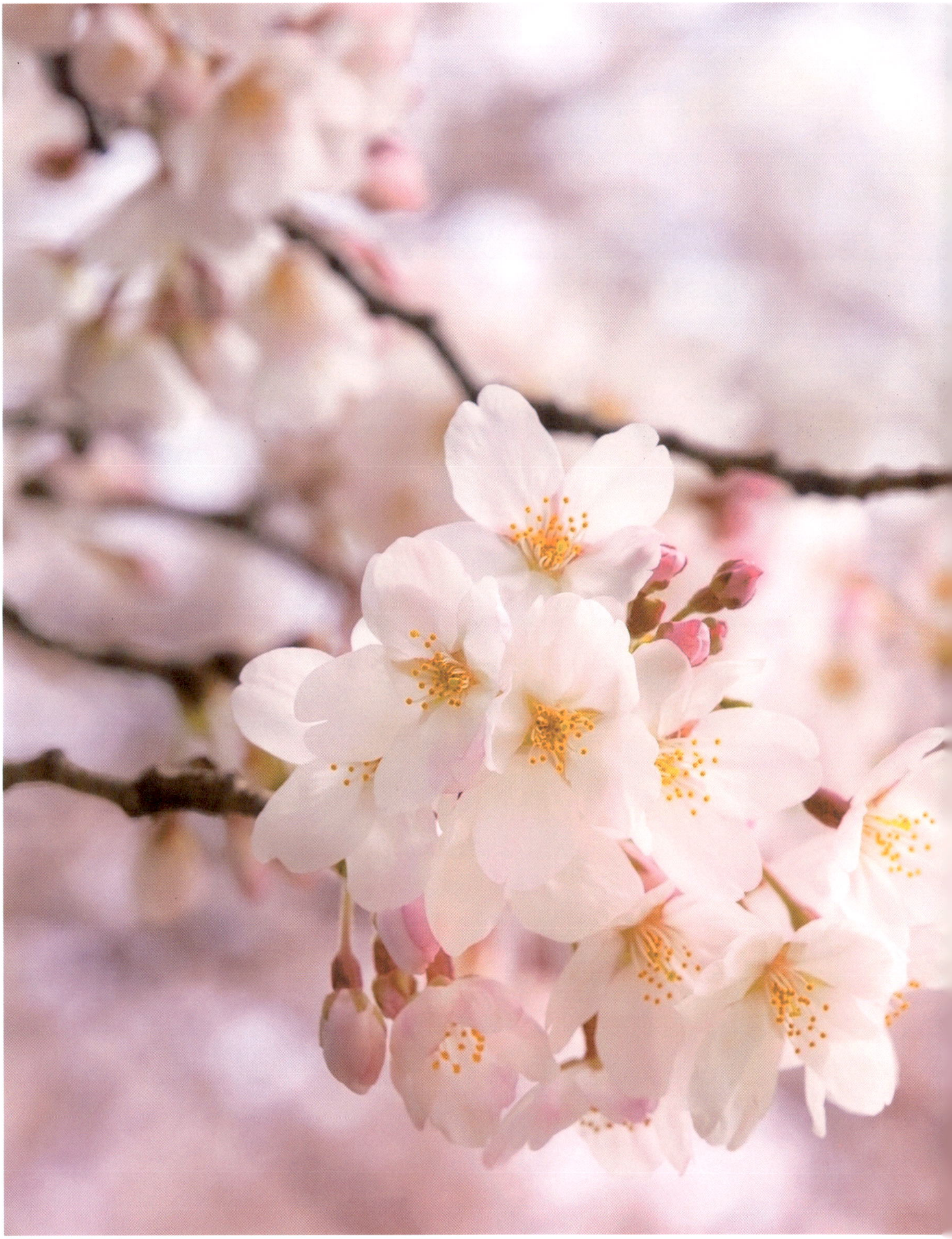

毛様体筋トレーニングB

目安時間 10秒

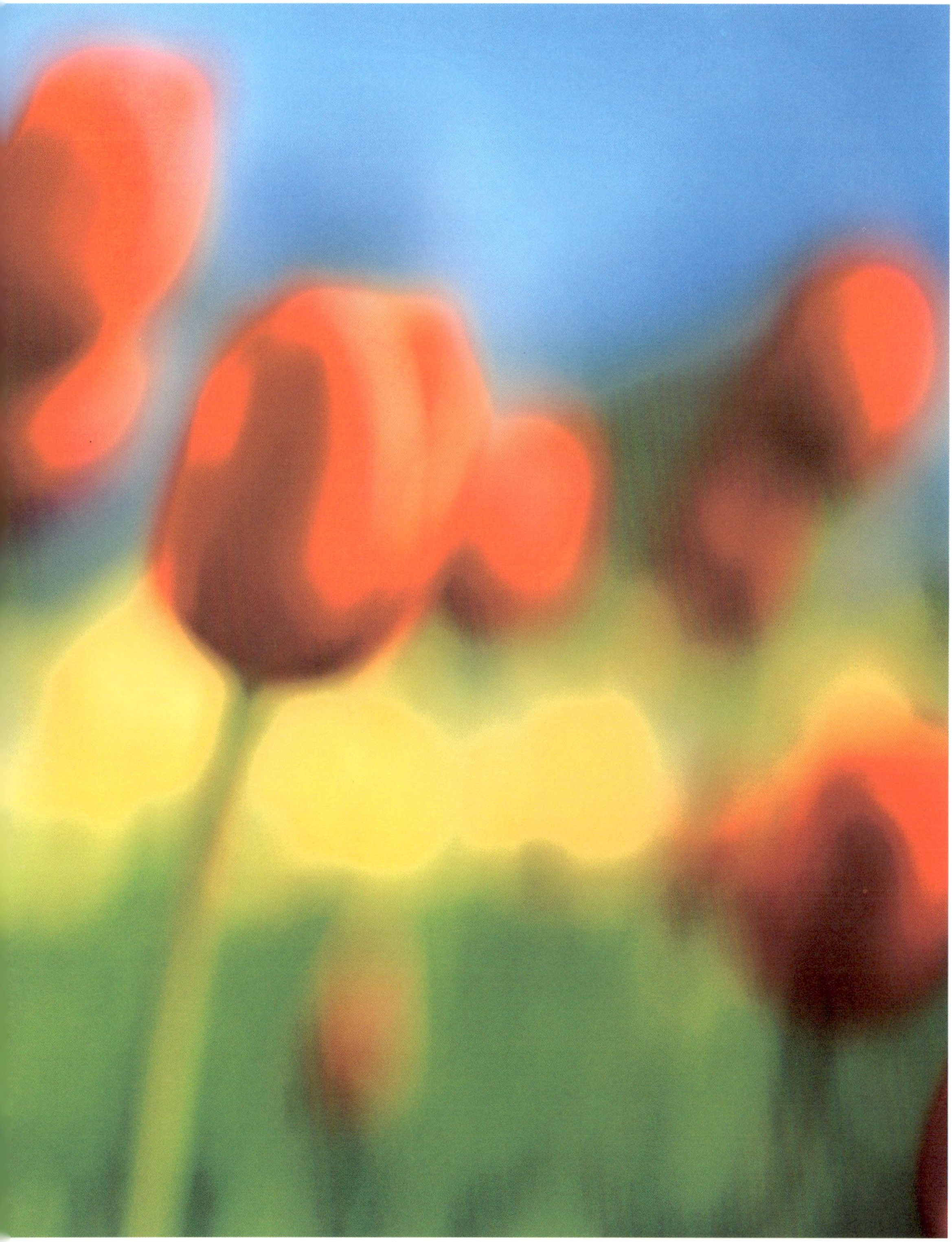

提供：maxarts／Shutterstock.com

Bのポスターを壁に張ります。
ポスターから1メートル以上離れたら、下の写真とポスターを交互に素早く見ます。
まずは、10秒間から始め、慣れてきたら徐々に見る時間を延ばしていきましょう。

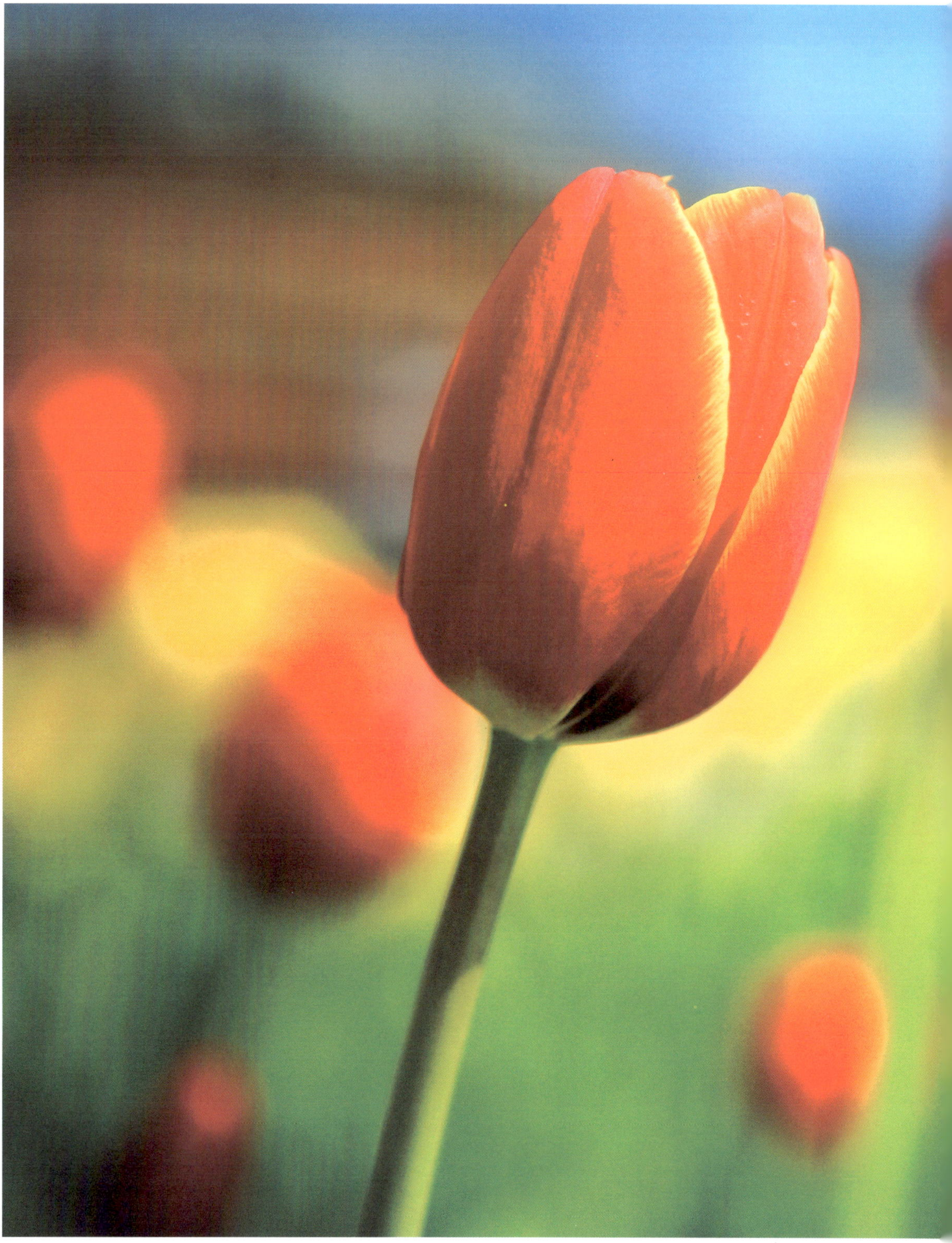

毛様体筋トレーニング C

目安時間 10秒

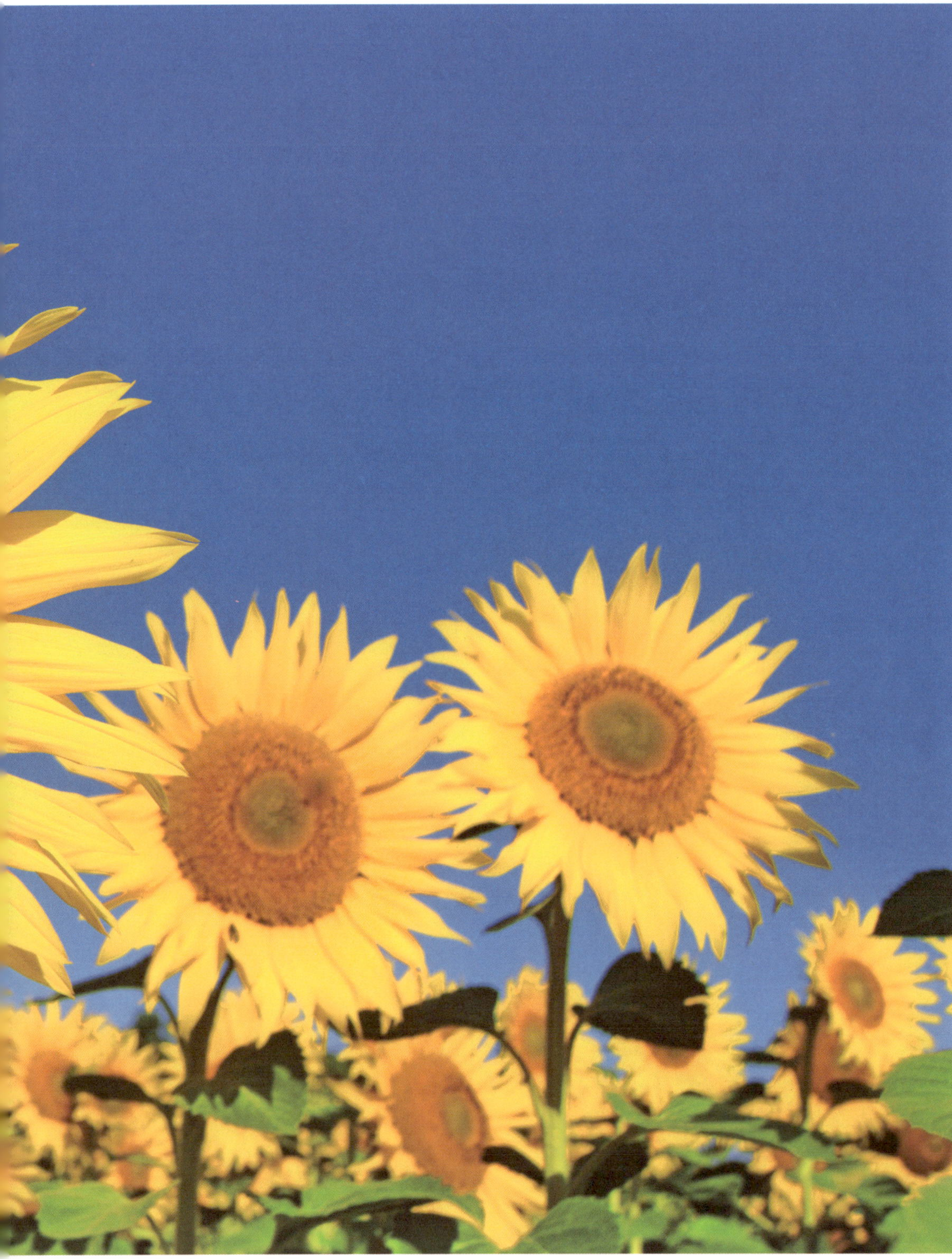

提供：PhotographyByMK／Shutterstock.com

C のポスターを壁に張ります。
ポスターから1メートル以上離れたら、下の写真とポスターを交互に素早く見ます。
まずは、10秒間から始め、慣れてきたら徐々に見る時間を延ばしていきましょう。

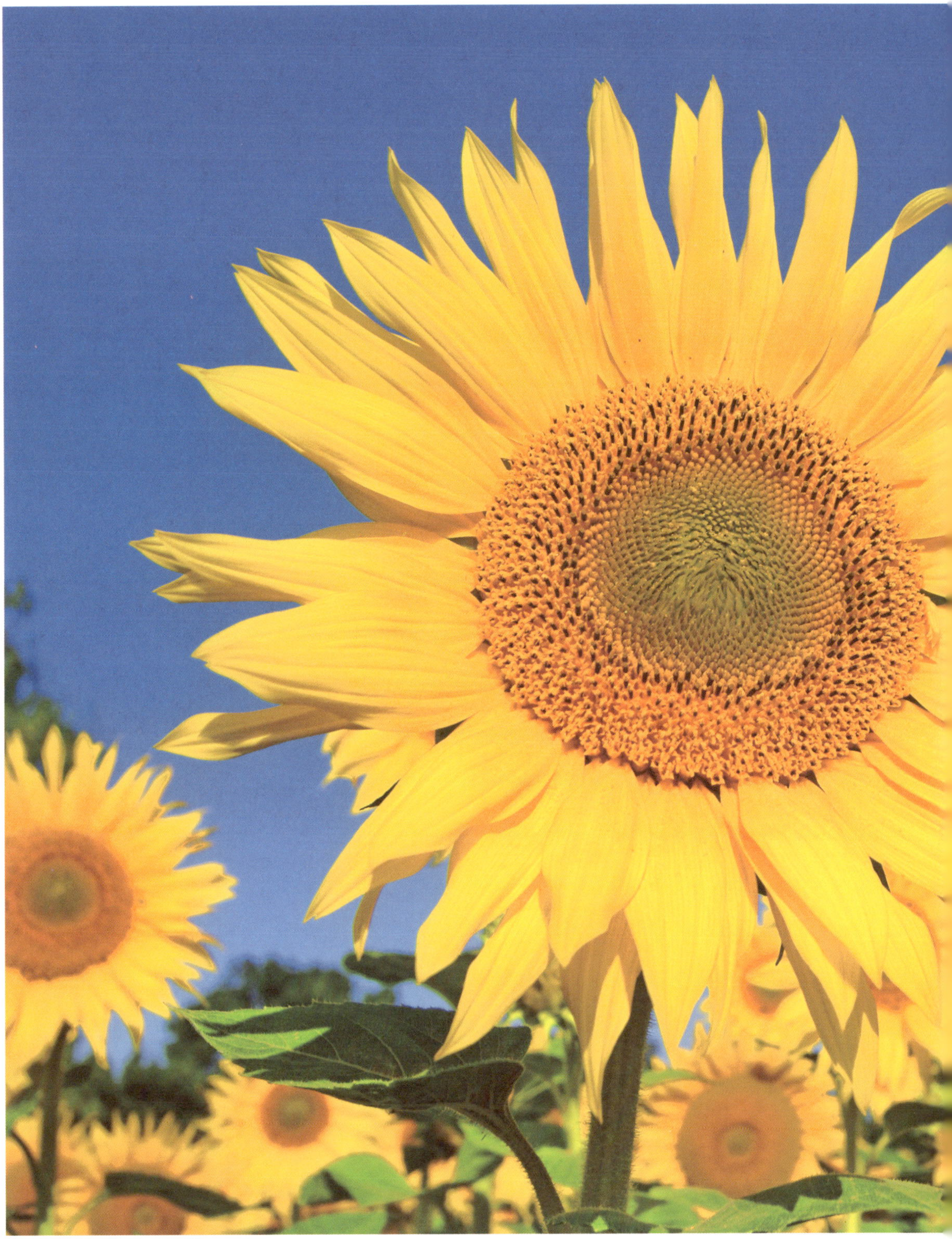

毛様体筋トレーニングD

目安時間 10秒

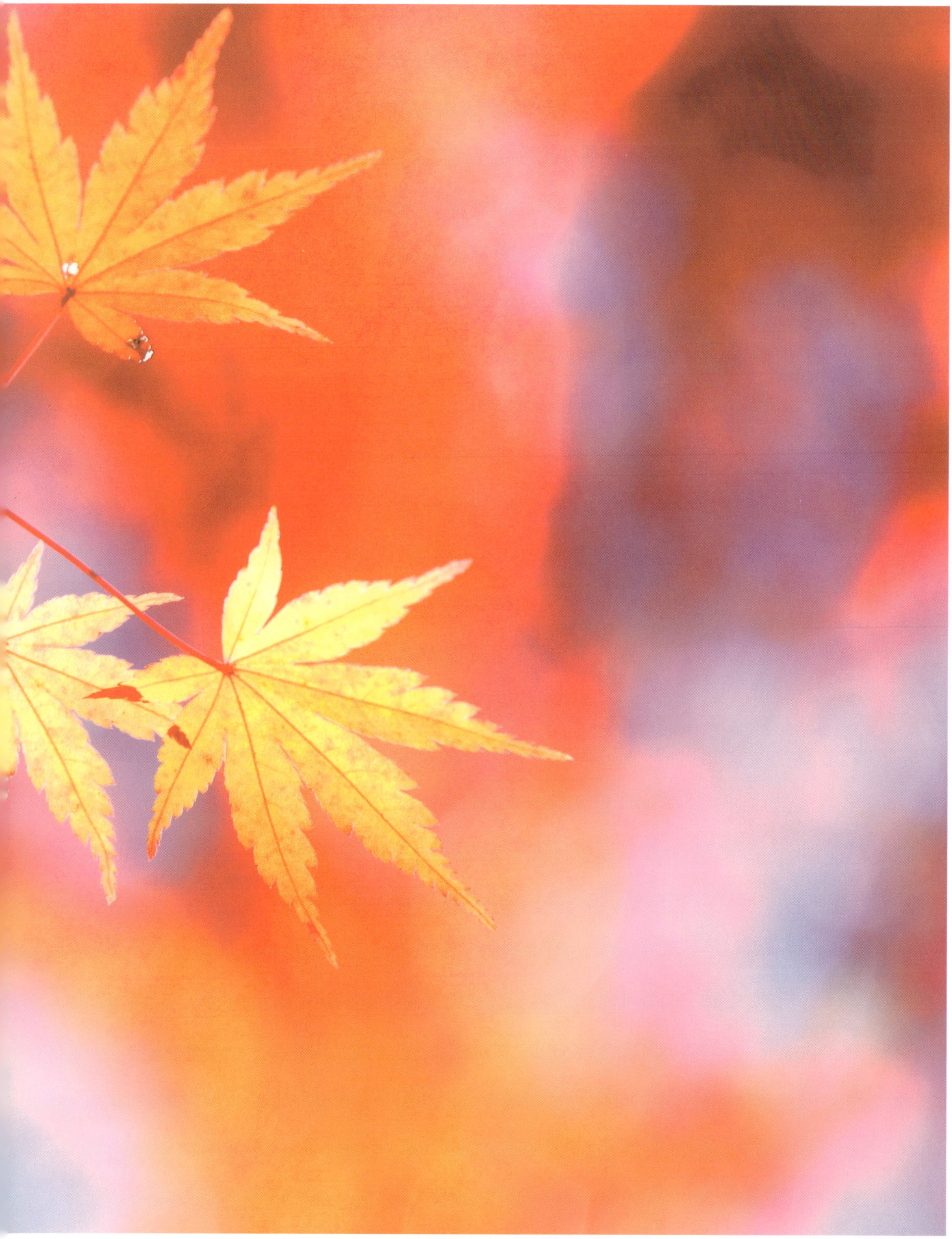

提供：leungchopan／Shutterstock.com

Dのポスターを壁に張ります。
ポスターから1メートル以上離れたら、下の写真とポスターを交互に素早く見ます。
まずは、10秒間から始め、慣れてきたら徐々に見る時間を延ばしていきましょう。

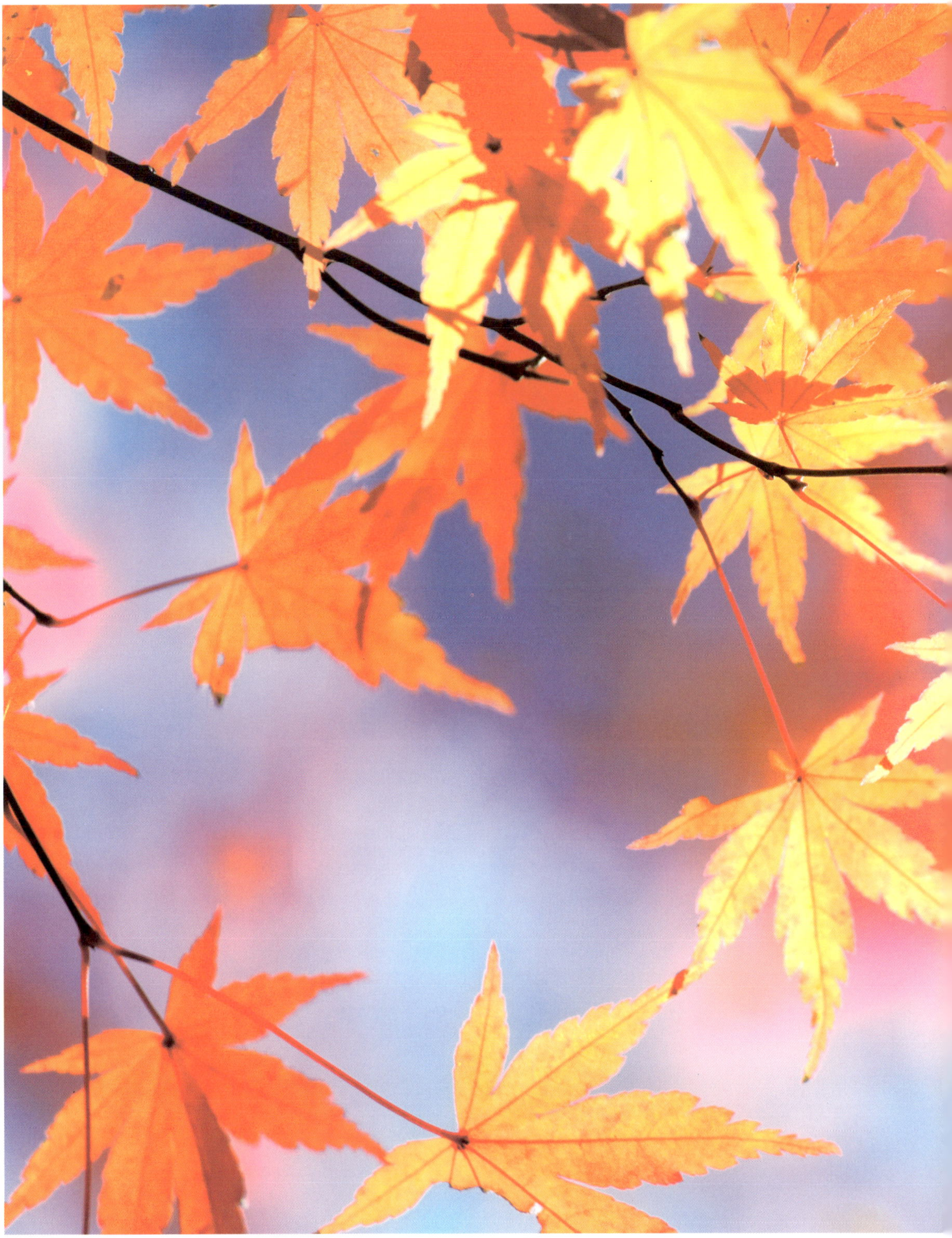

毛様体筋トレーニングE

目安時間 10秒

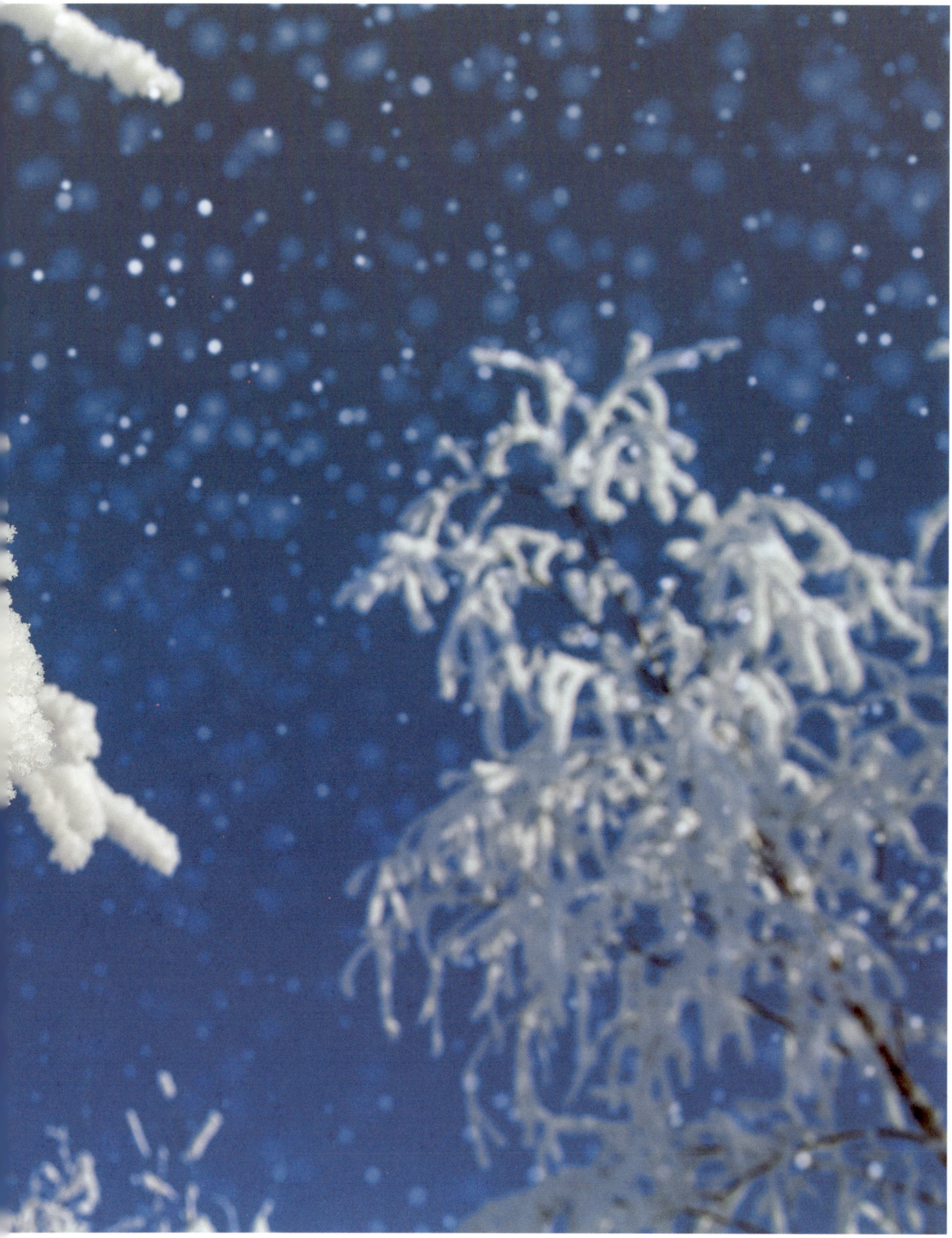

提供:Leonid Ikan／Shutterstock.com

Eのポスターを壁に張ります。
ポスターから1メートル以上離れたら、下の写真とポスターを交互に素早く見ます。
まずは、10秒間から始め、慣れてきたら徐々に見る時間を延ばしていきましょう。

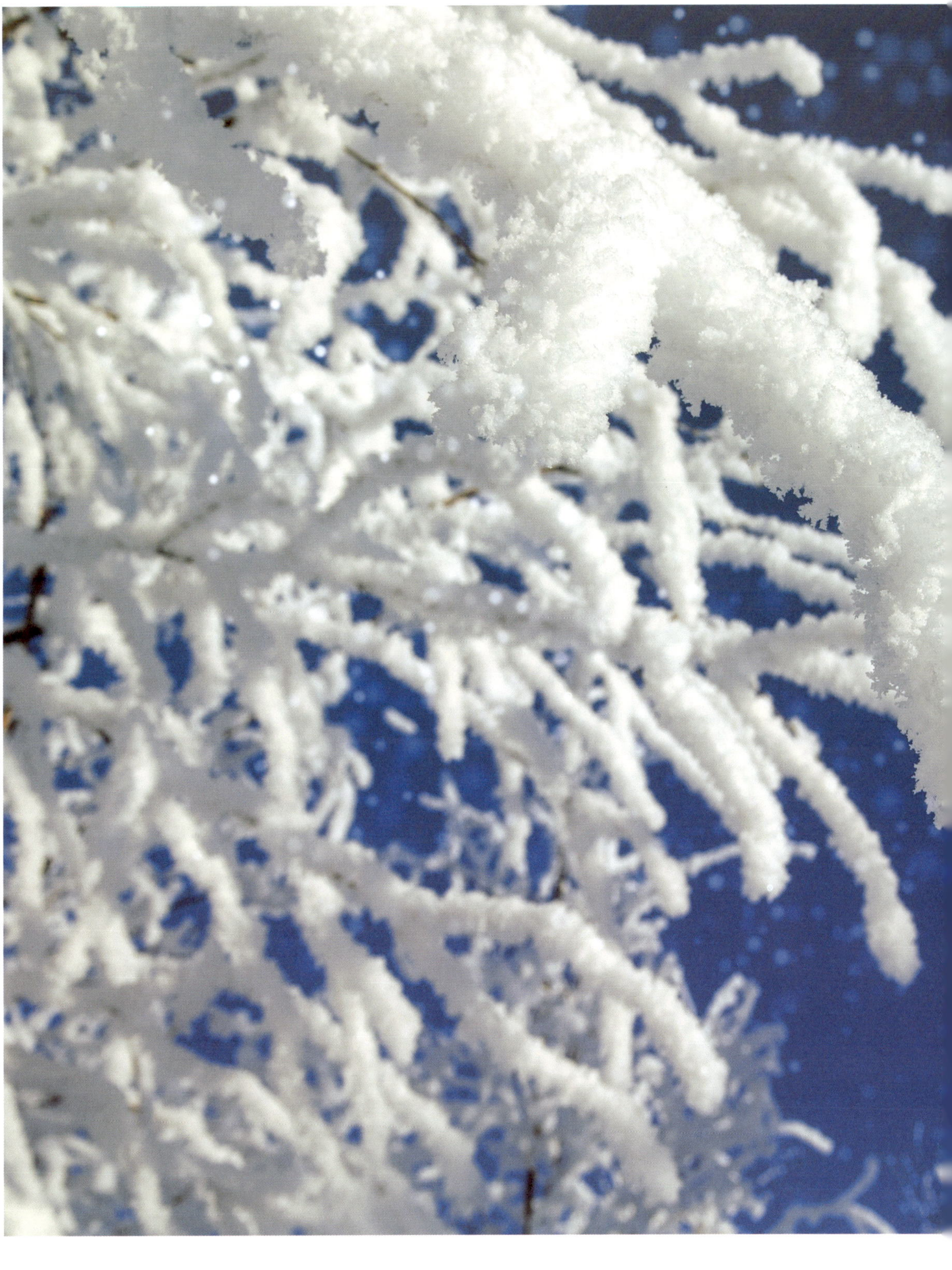

毛様体筋トレーニング F

目安時間 10秒

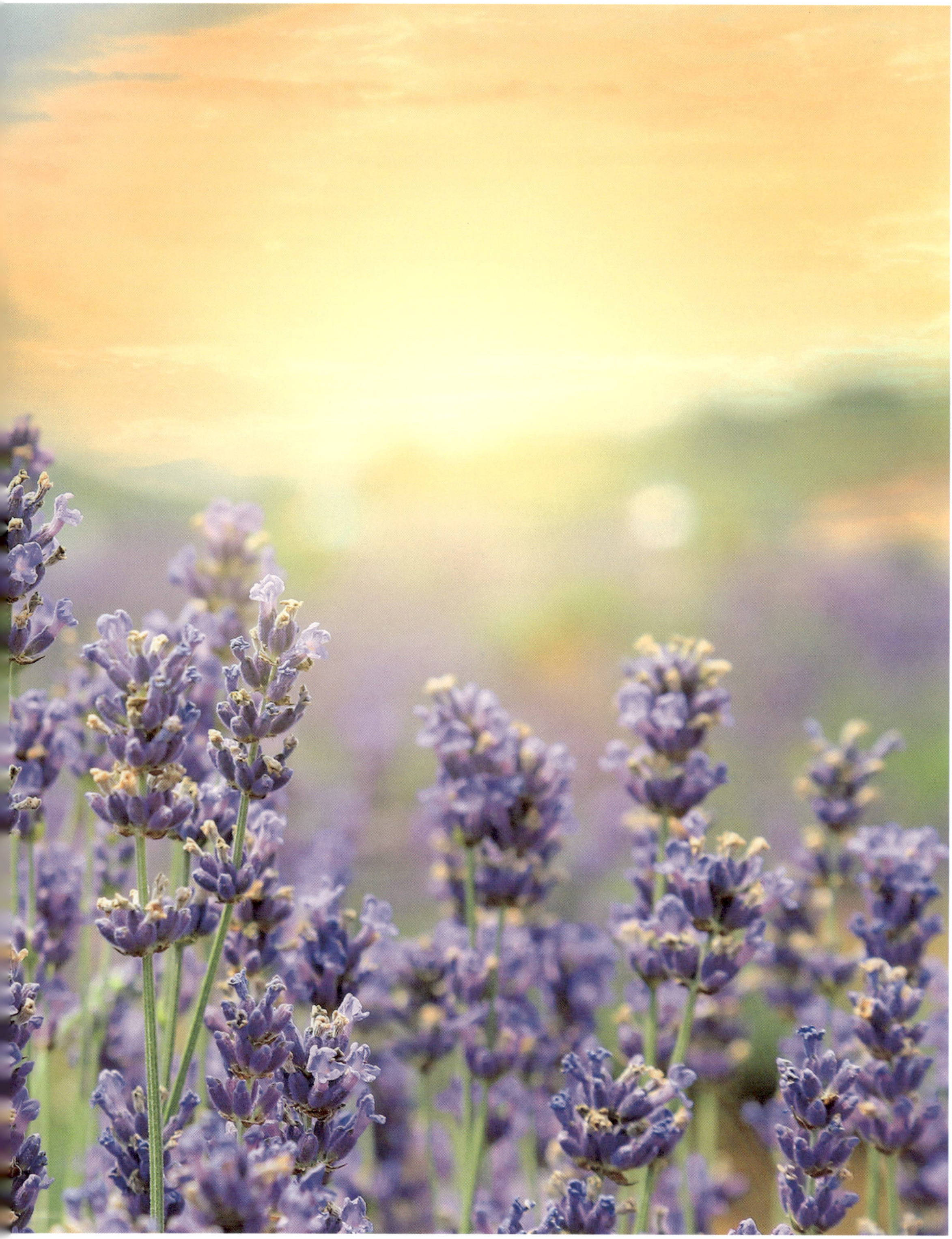

提供：dailin／Shutterstock.com

Fのポスターを壁に張ります。
ポスターから1メートル以上離れたら、下の写真とポスターを交互に素早く見ます。
まずは、10秒間から始め、慣れてきたら徐々に見る時間を延ばしていきましょう。

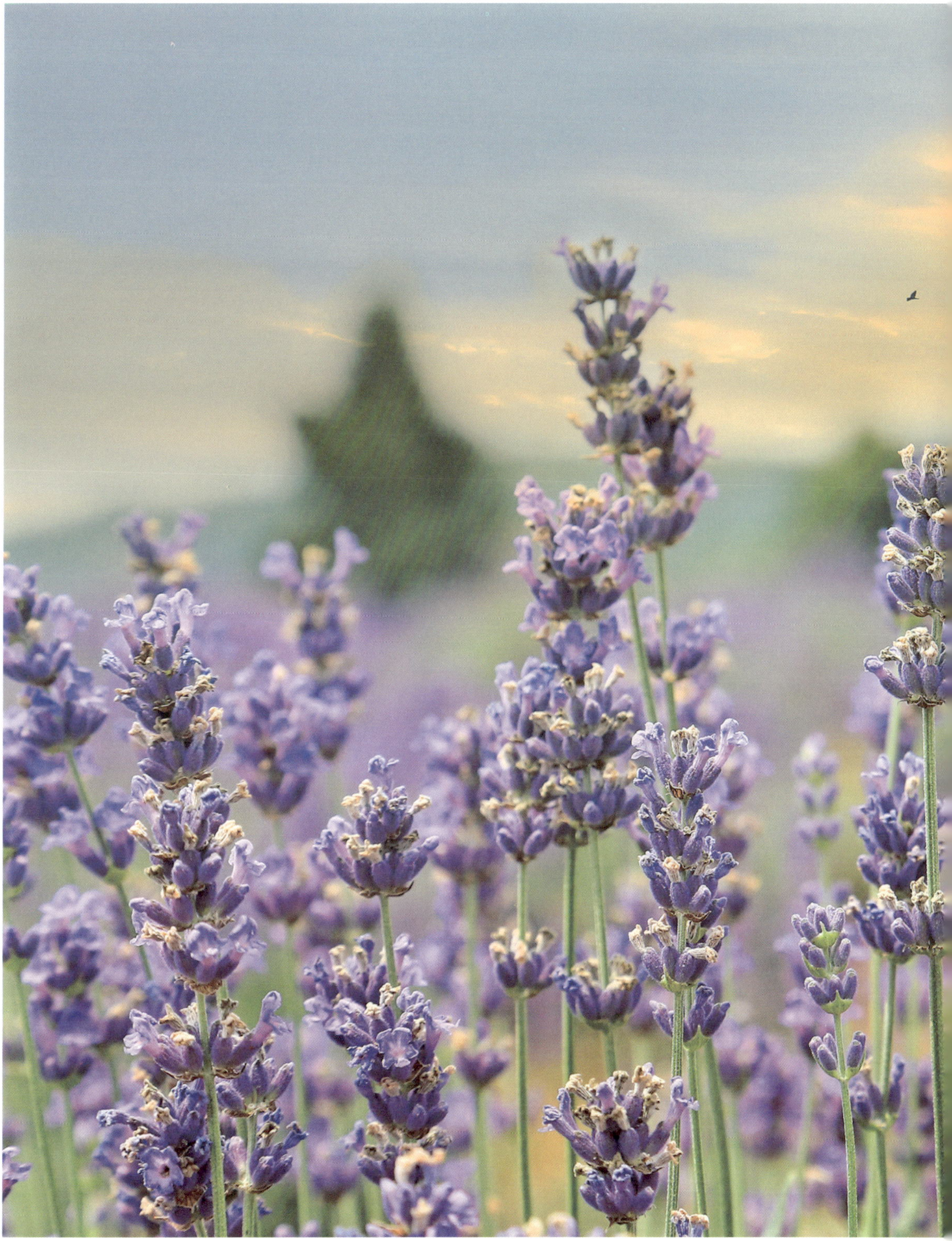

毛様体筋トレーニング

目安時間　それぞれ10秒

雨が降った日には…

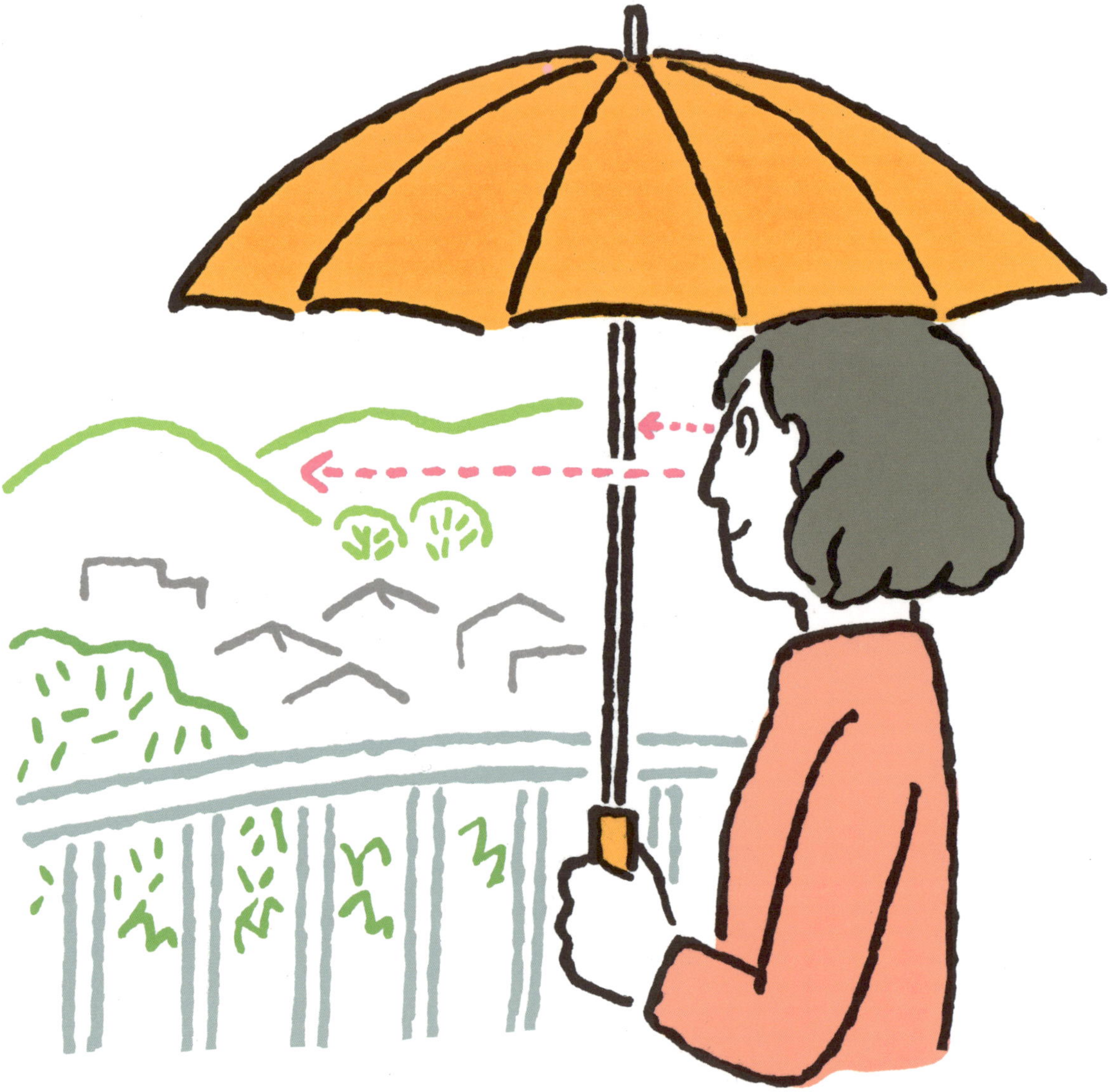

目の前の傘の柄と遠くの景色を交互に素早く見ます。
まずは10秒間から始め、慣れてきたら徐々に見る時間を延ばしていきましょう。

ちょっとしたときに、近くの目標・遠くの目標を見つけ、
交互に見るクセをつけることで、毛様体筋を鍛えられます。

日常生活でできる

仕事中・勉強中・テレビを見ているときなどに…

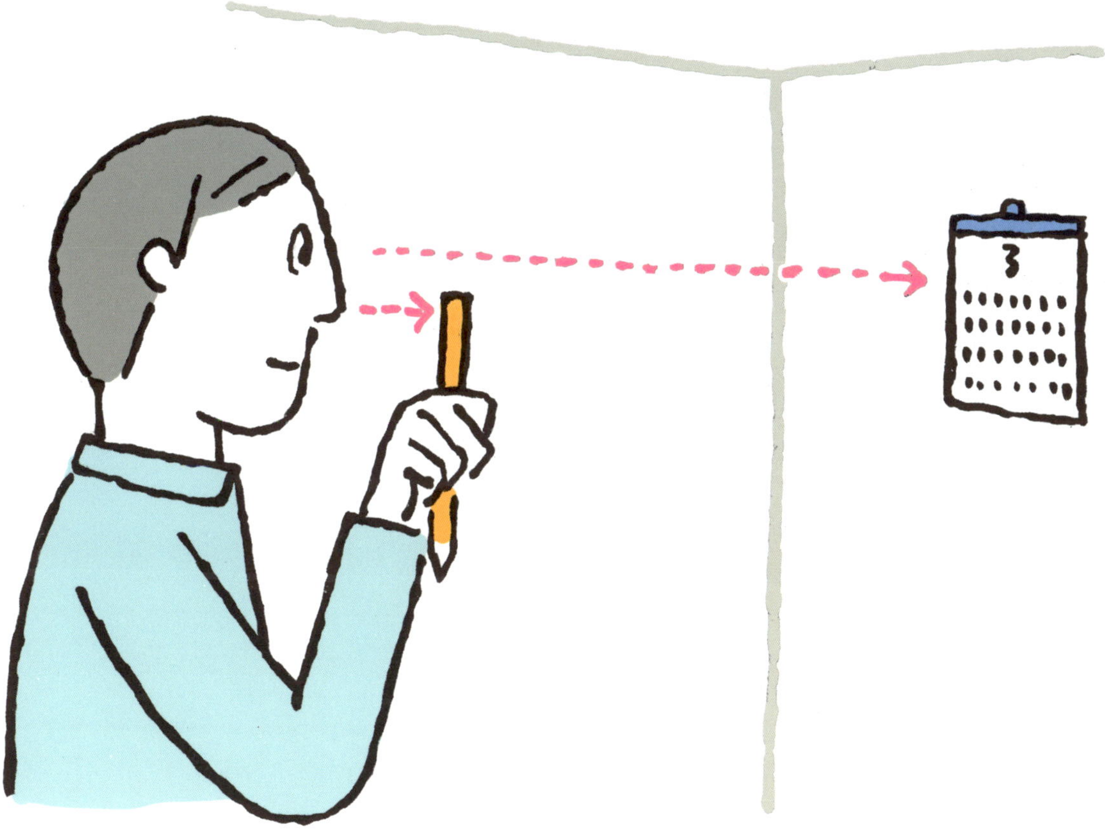

目の前にペンや指などを立てます。目の前の目標と、
離れた場所にあるカレンダーやテレビなどを交互に素早く見ます。
まずは10秒間から始め、慣れてきたら徐々に見る時間を延ばしていきましょう。

視野拡大トレーニング❶

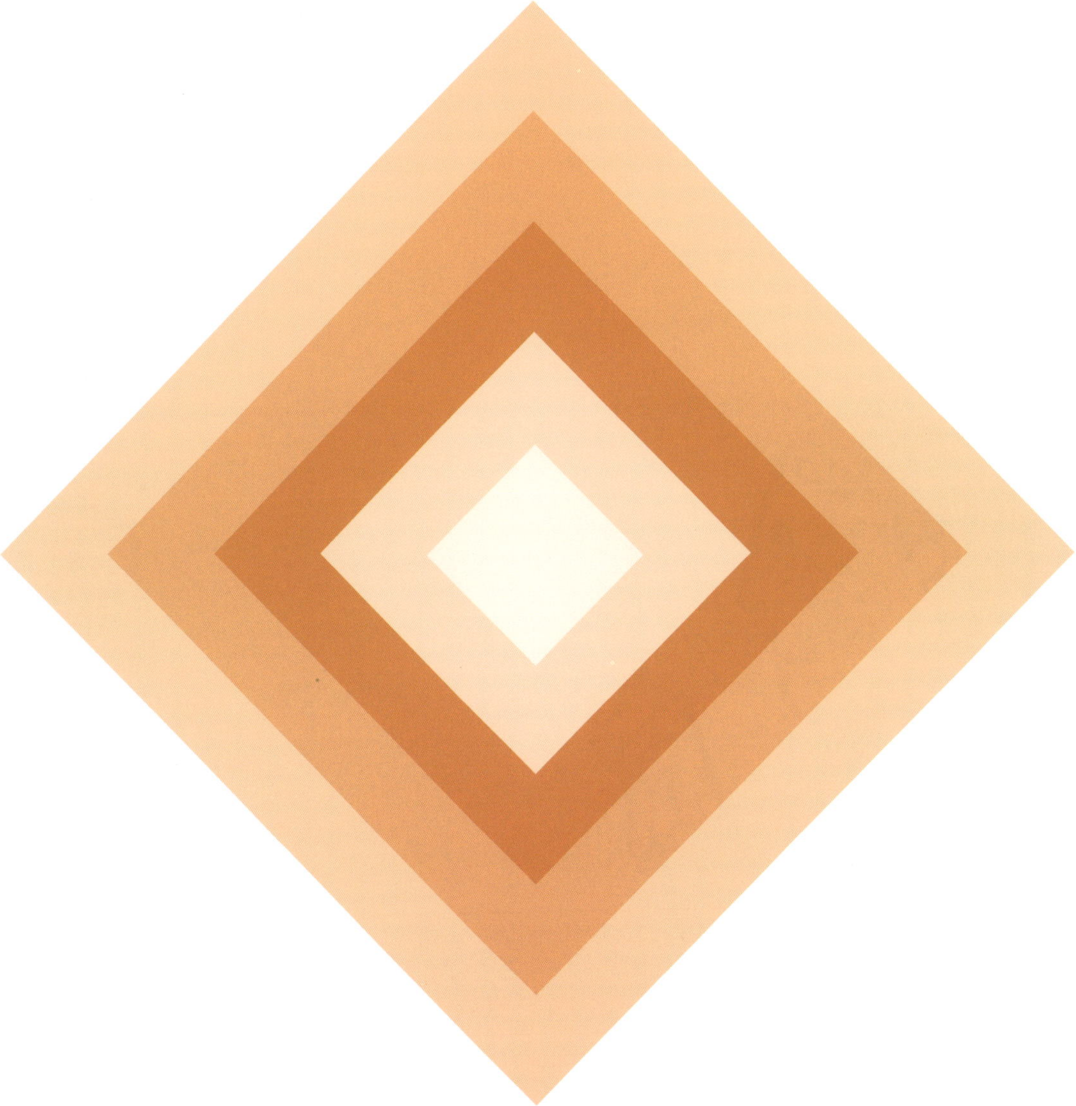

まず、一番内側の四角形を見る、次にその外側の四角形を見る……
というように、順に1つずつ外側の四角形を見ていきます。
四角形を見るときには、内側に入っている四角形も意識し、
徐々に見る範囲を広げていきましょう。
一番外側までいったら、反対に内側に向かいます。
四角形の一部を見るのではなく、一度に全体を見るようにしてください。

視野拡大トレーニング②

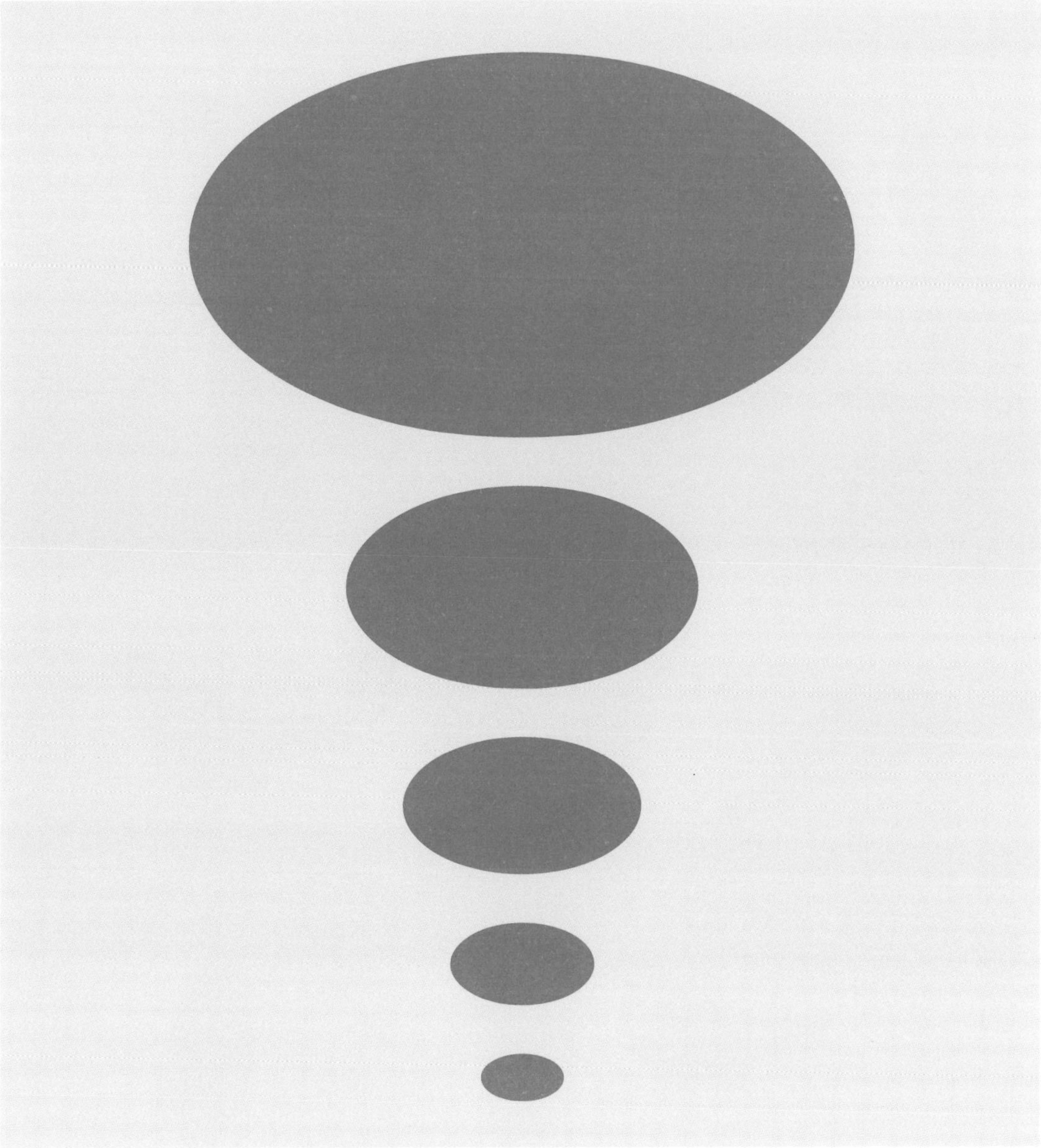

まず、一番下にある楕円を見る、次にその上の楕円を見る……
というように、順に1つずつ上の楕円を見ていきます。
1つの楕円だけを見るのではなく、下にある楕円も見るよう意識し、
徐々に見る範囲を広げていきましょう。
一番上までいったら、反対に下に向かいます。
楕円の一部を見るのではなく、一度に全体を見るようにしてください。

視野拡大トレーニング③

目安時間 20秒

毎日、このトレーニングを続けていると、視野を広げた状態を維持したまま細部にまで観察の目を行き届かせることができるようになります。

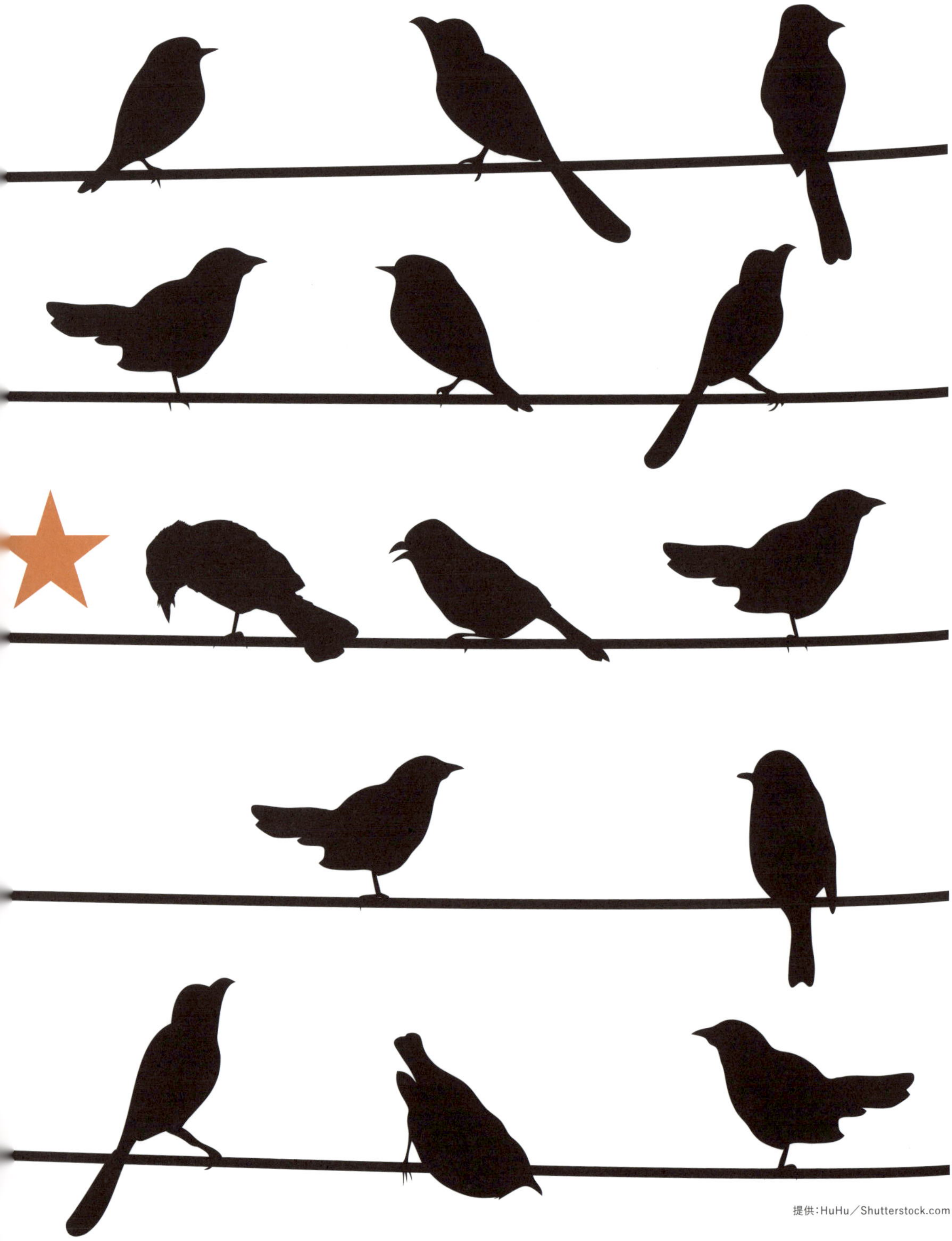

提供:HuHu／Shutterstock.com

電線に止まっている鳥、25羽全部を同時に見て、その状態を20秒キープします。
中央にある2個の★に視点を置くと全体が見えるはずですが、
はっきり★に焦点を合わせると、端《はし》のほうがボケてしまいます。
★に目線を置きつつも、★の少し手前に焦点を合わせることで、
全体をほぼ均等に視野に入れられます。

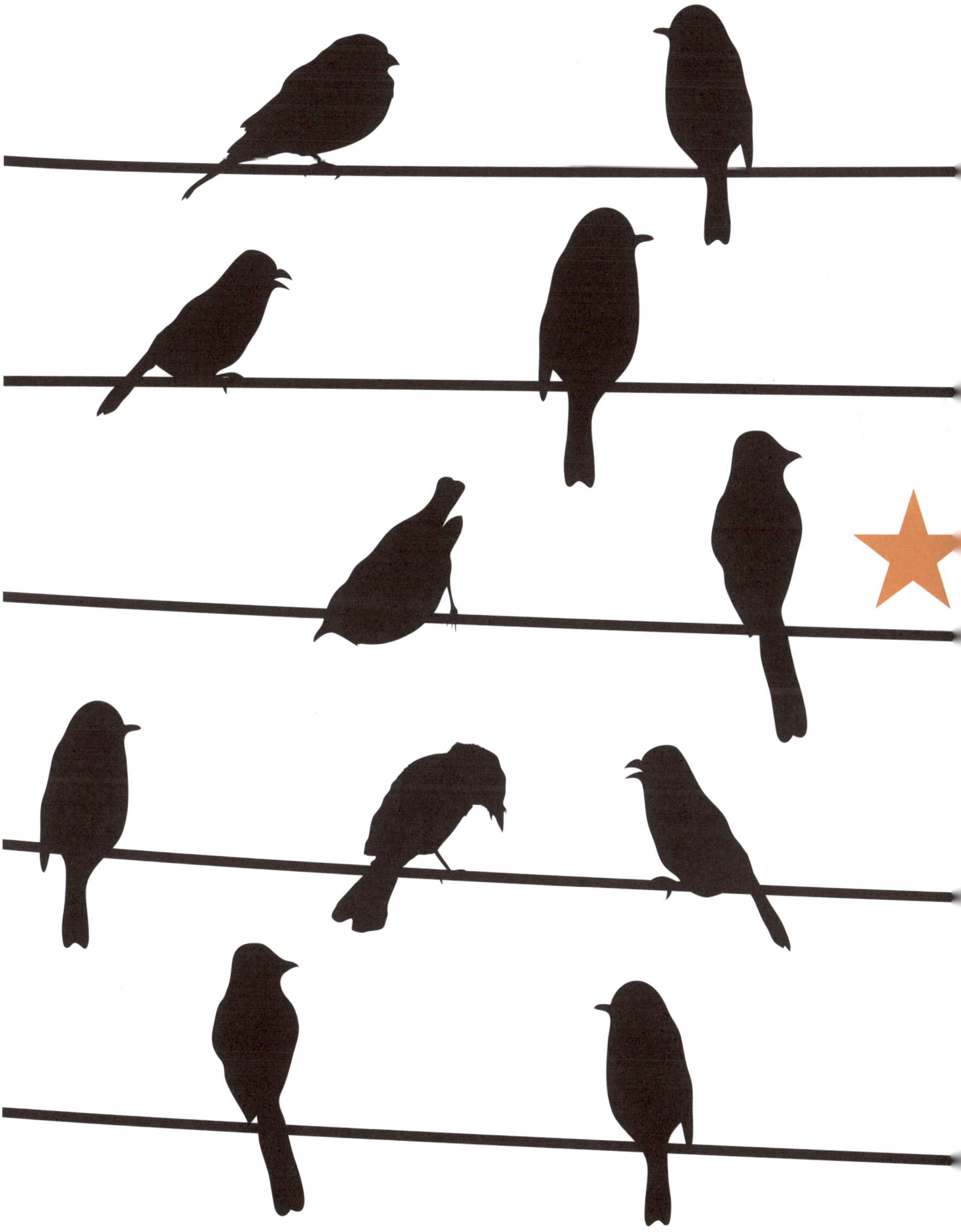

視野拡大トレーニング④

目安時間 20秒

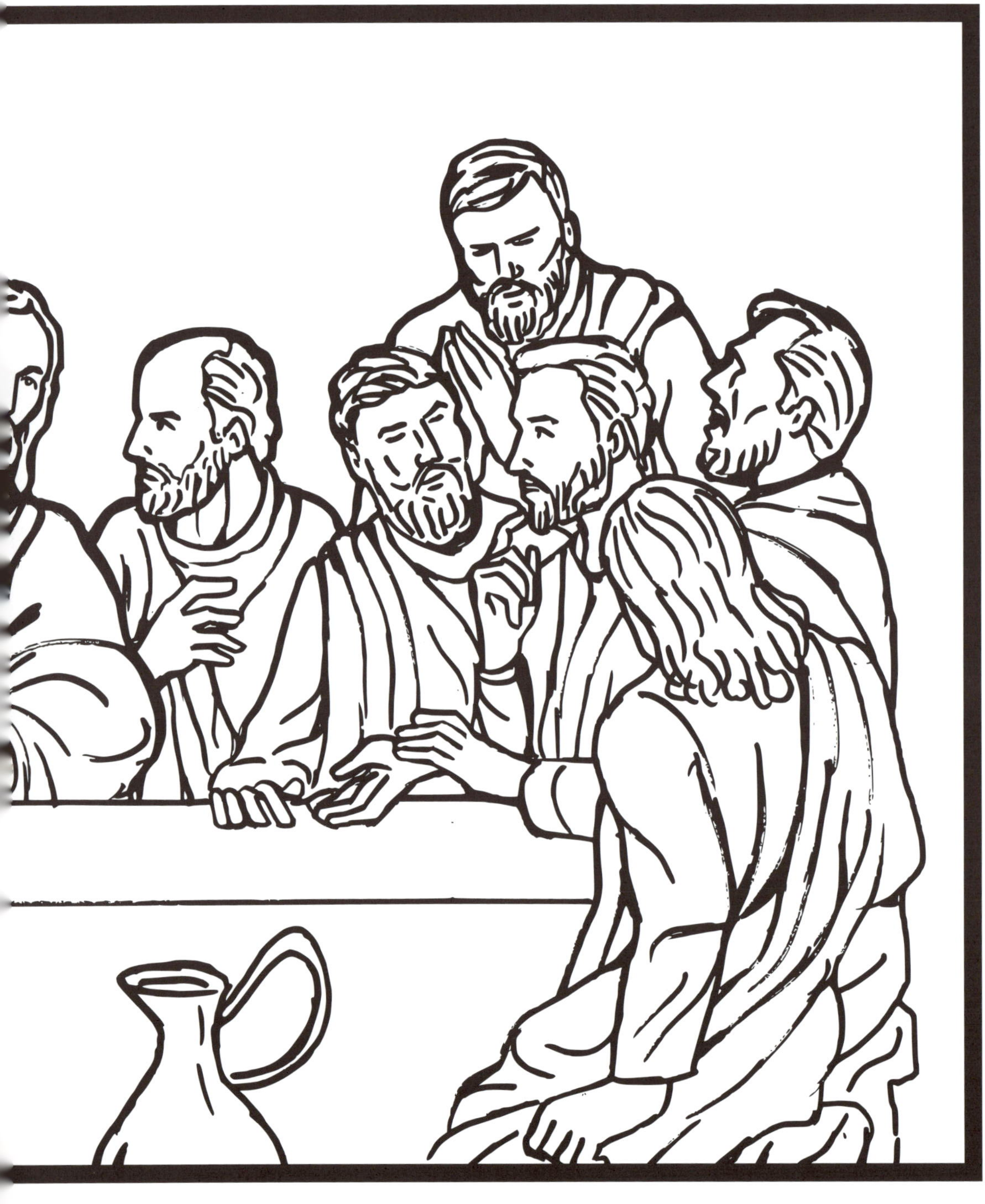

提供:patrimonio designs ltd／Shutterstock.com

イエス・キリストを中心にして席についている13人の人物全員を見てください。
その状態を20秒キープします。キリストに視点を置くと全体が見えるはずですが、
はっきりキリストに焦点を合わせると、端のほうがボケてしまいます。
キリストに目線を置きつつも、その少し手前に焦点を合わせることで、
全体をほぼ均等に視野に入れられます。

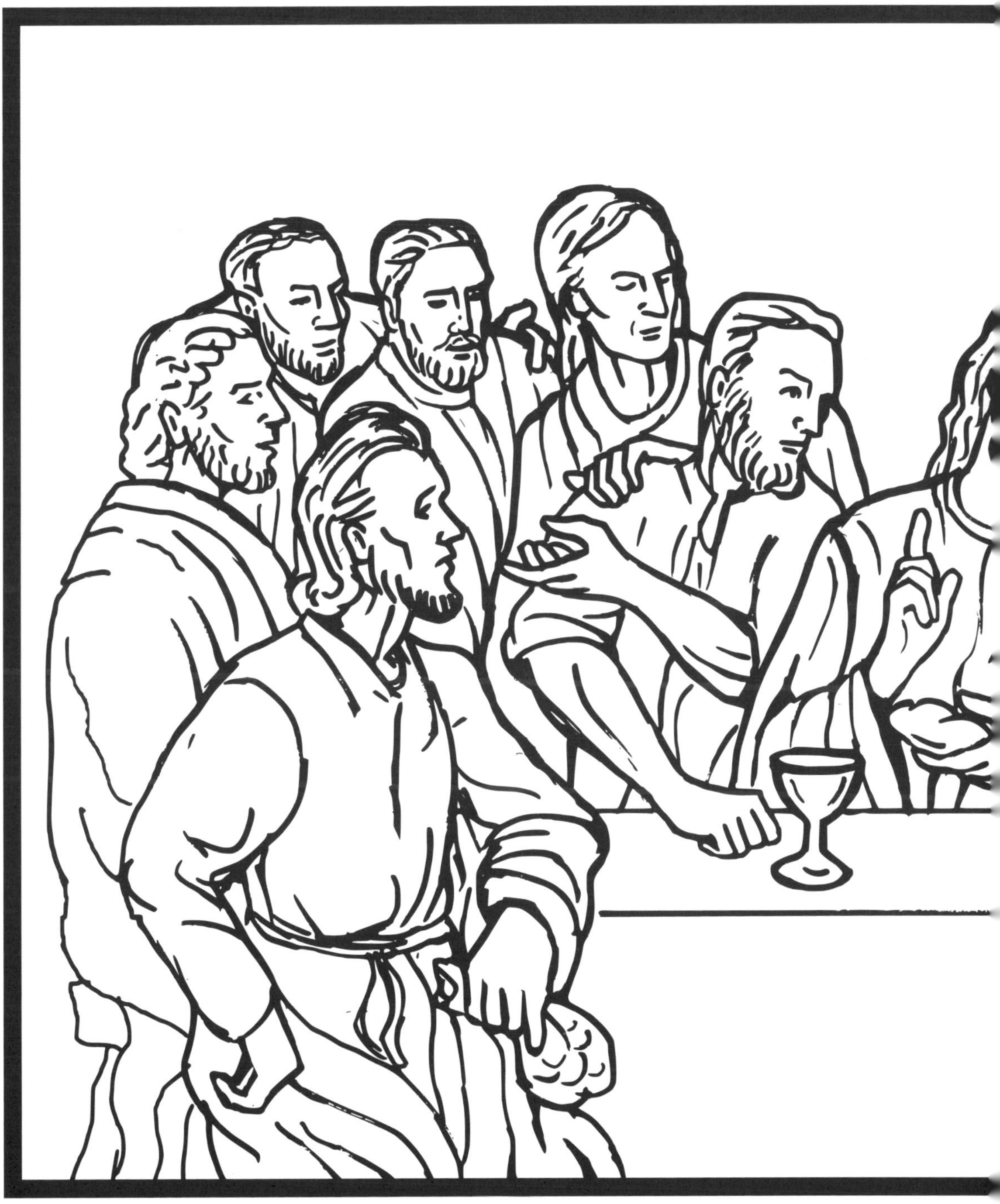

視野拡大トレーニング 5

目標時間 **20秒**

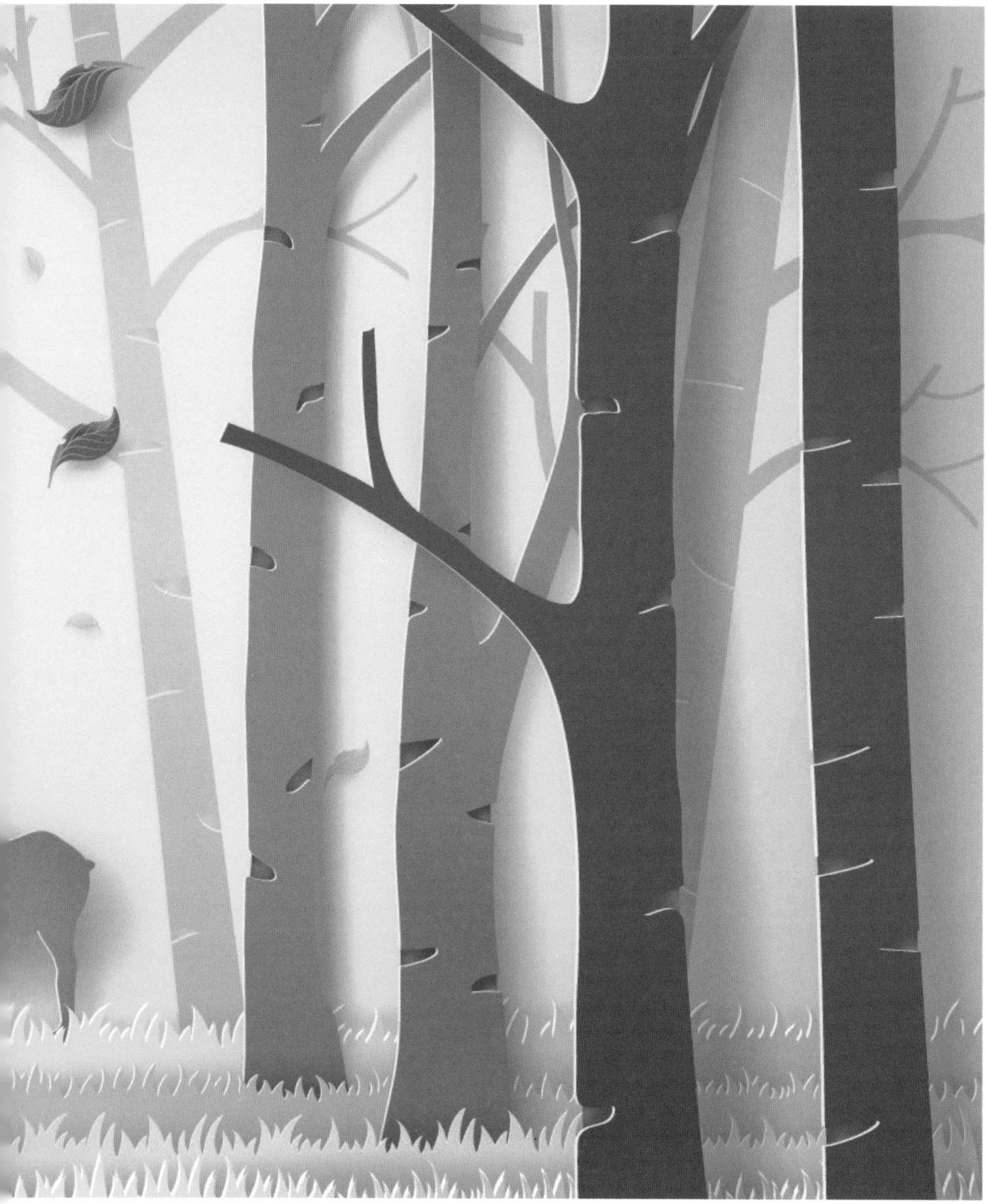

提供：patrimonio designs ltd／Shutterstock.com

中央にいる1頭の鹿に視点を置いて、この森林の景色全体を見ましょう。
はっきり鹿に焦点を合わせると、端のほうがボケます。そのため、鹿に視点を置きつつ、鹿よりも少し手前に焦点を置くようにすると、ほぼ均等に全体が視野に入ってきます。
その状態を維持して、木々の本数を、指を使わずに20秒以内を目標に数えてみてください。つい数えるほうに神経がいって、視野が狭まってしまったら、
視野を景色全体に拡大して再チャレンジしましょう。

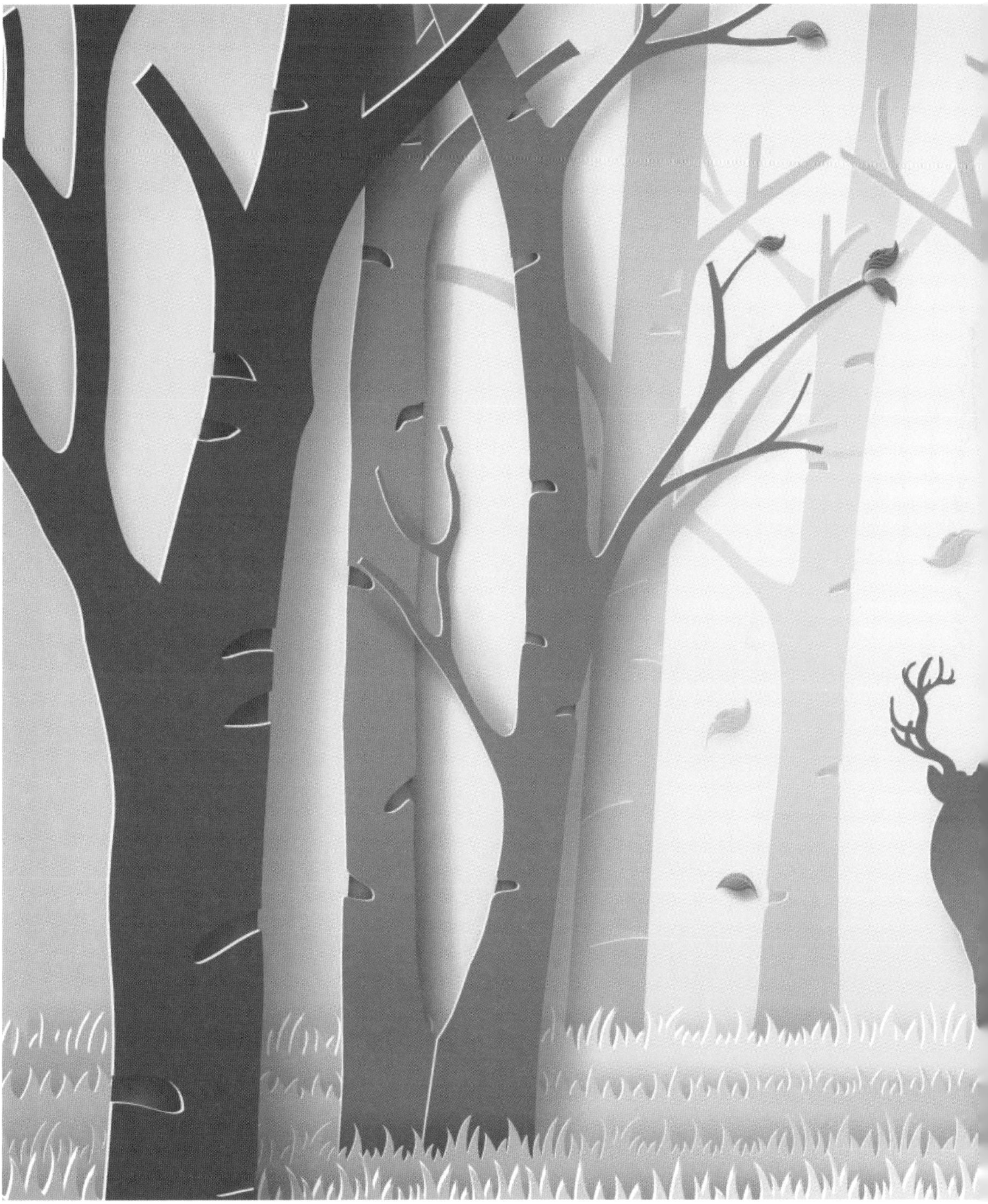

視野拡大トレーニング 6

目標時間 20秒

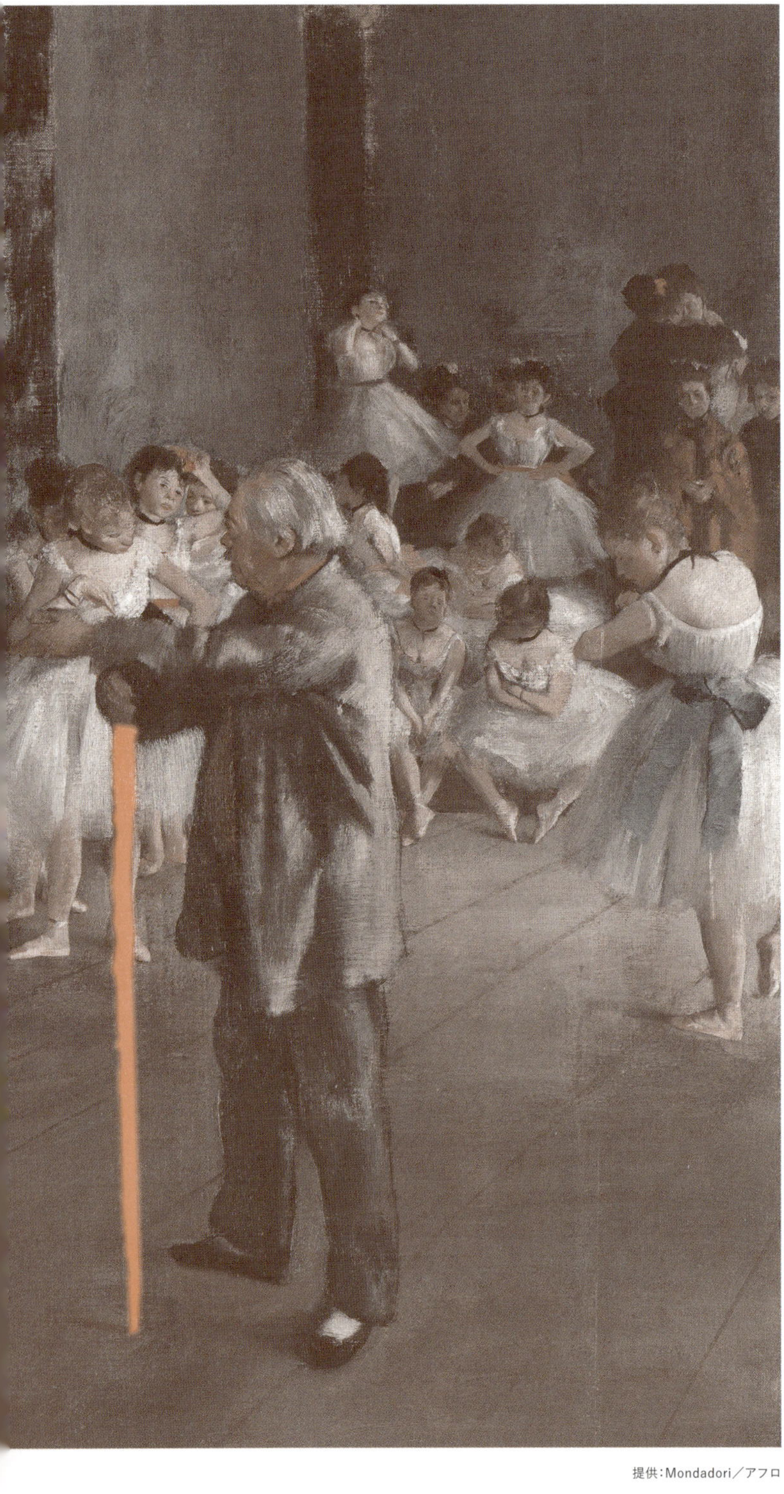

提供：Mondadori／アフロ

大勢の踊り子が描かれていますが、中央にいる監督のステッキに視点を置いて、踊り子全員を見るようにしてください。ステッキに視点を置きつつも、ステッキの少し手前に焦点を合わせることで、全部の踊り子が、ほぼ均等に視野に入ってきます。
その状態を維持して、踊り子の人数を数えてください。目標時間は、20秒以内。
視野が狭まってしまったら、視野を全体に拡大して再チャレンジしましょう。

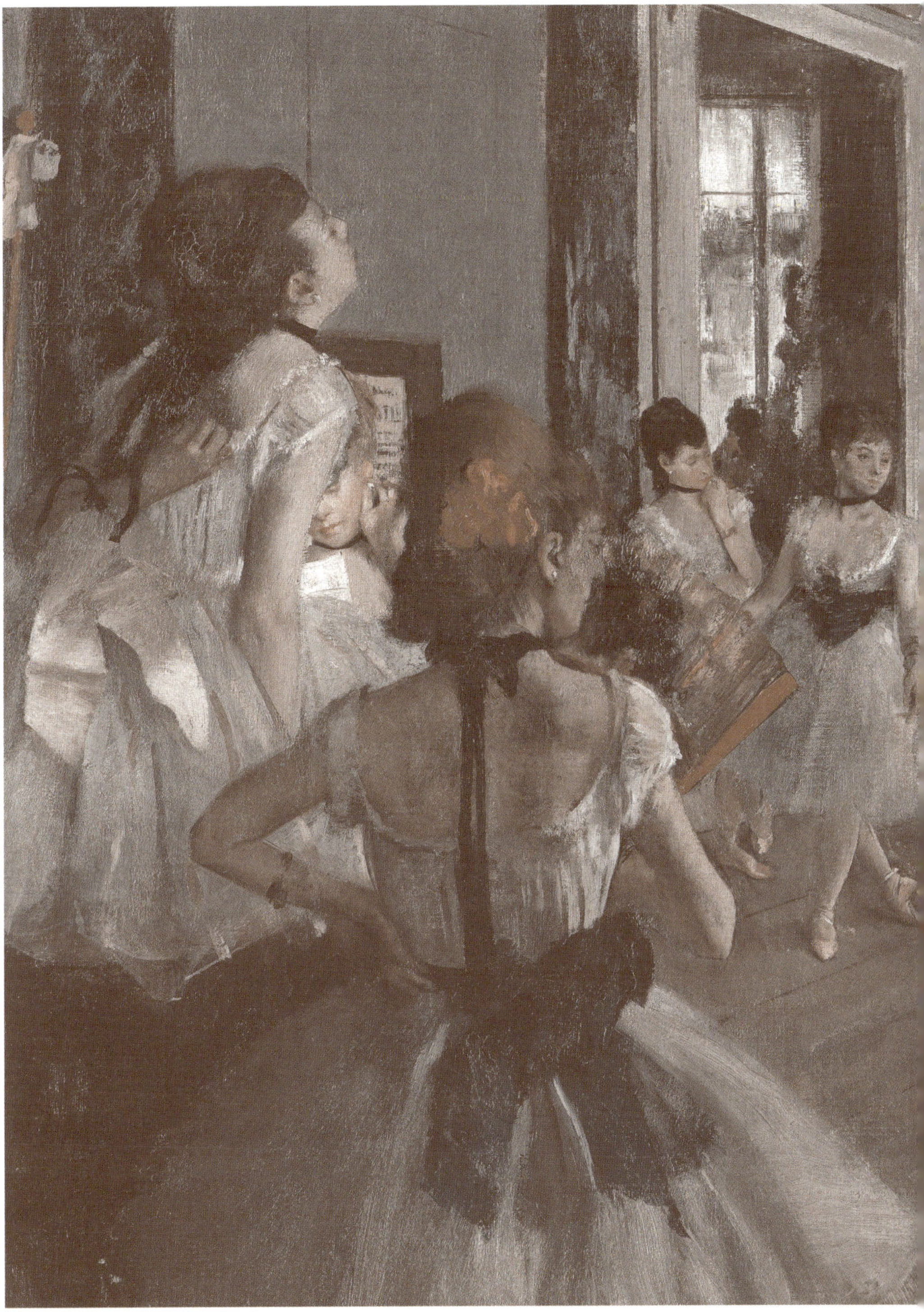

視野拡大トレーニング 7

目標時間 30秒

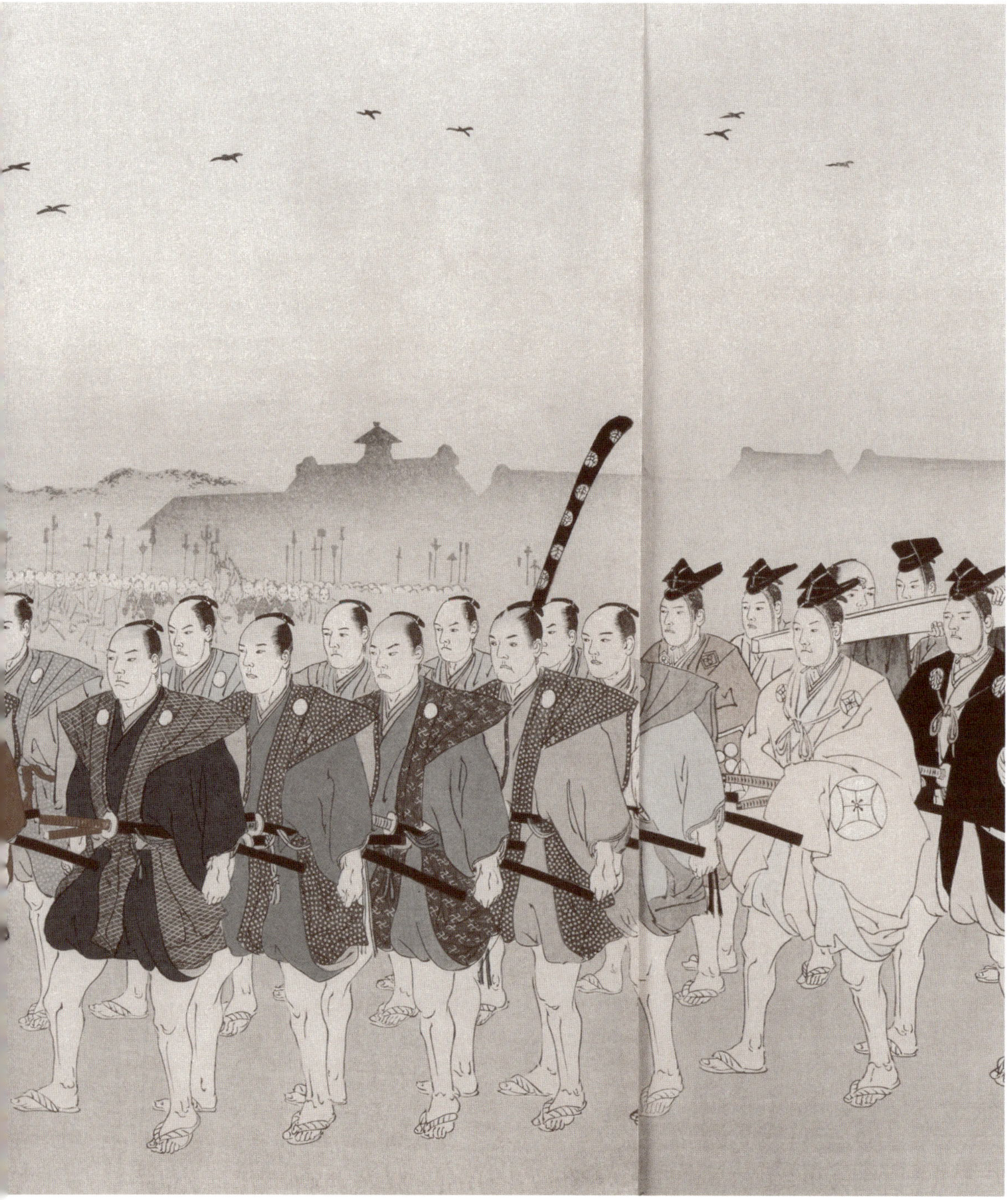

提供:PPA／アフロ

大名行列の人物を右端から左端まで、いっぺんに見てください。
中央に視点を置きつつも、その少し手前に焦点を合わせることで、
行列全体をほぼ均等に視野に入れられます。
その状態を維持しながら、行列を構成する人の人数を数えましょう。
目標時間は、30秒以内。数える途中でつい視野が狭まったら、
視野を全体に拡大して再チャレンジしましょう。

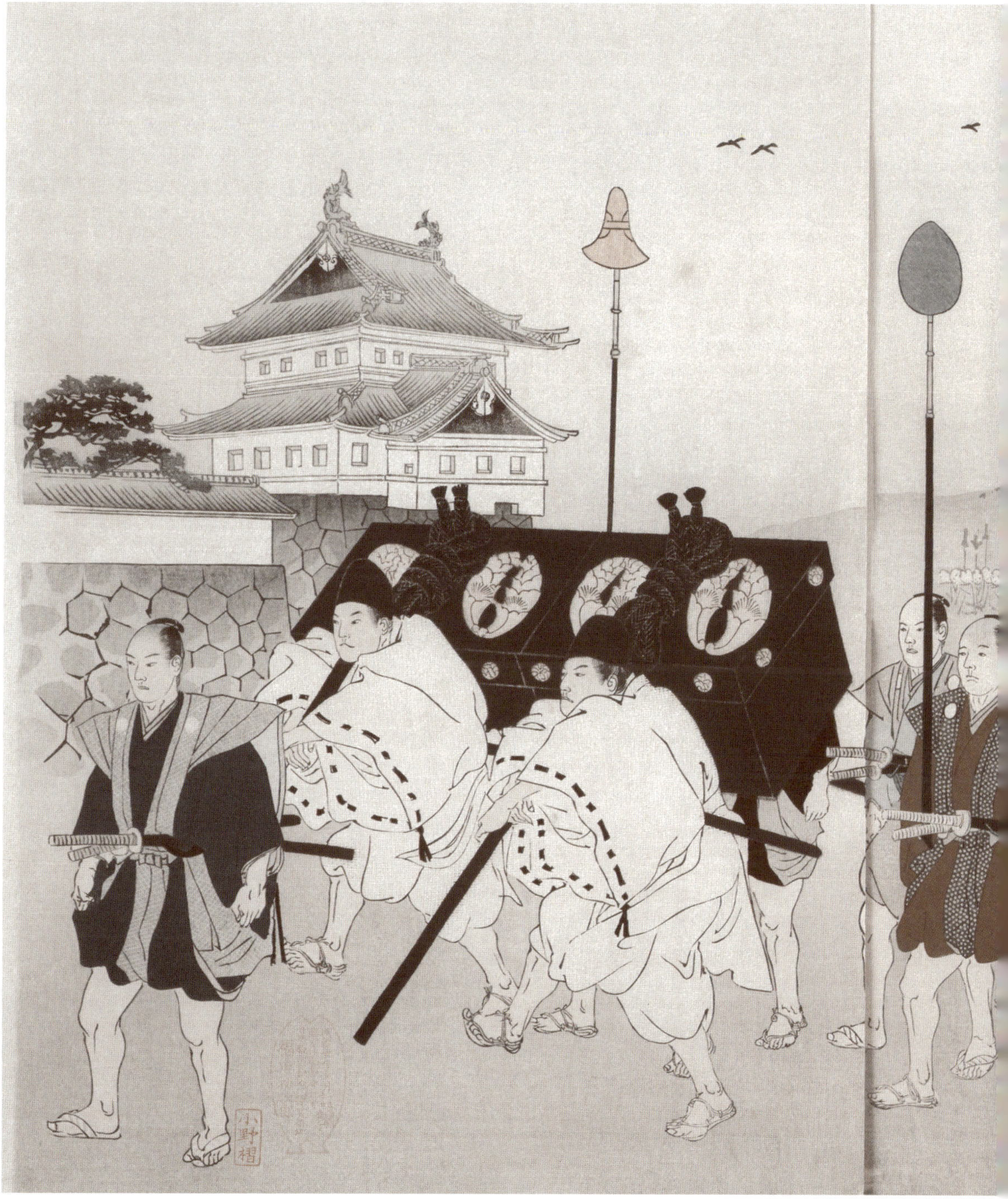

視野拡大トレーニング 8 目標時間 20秒

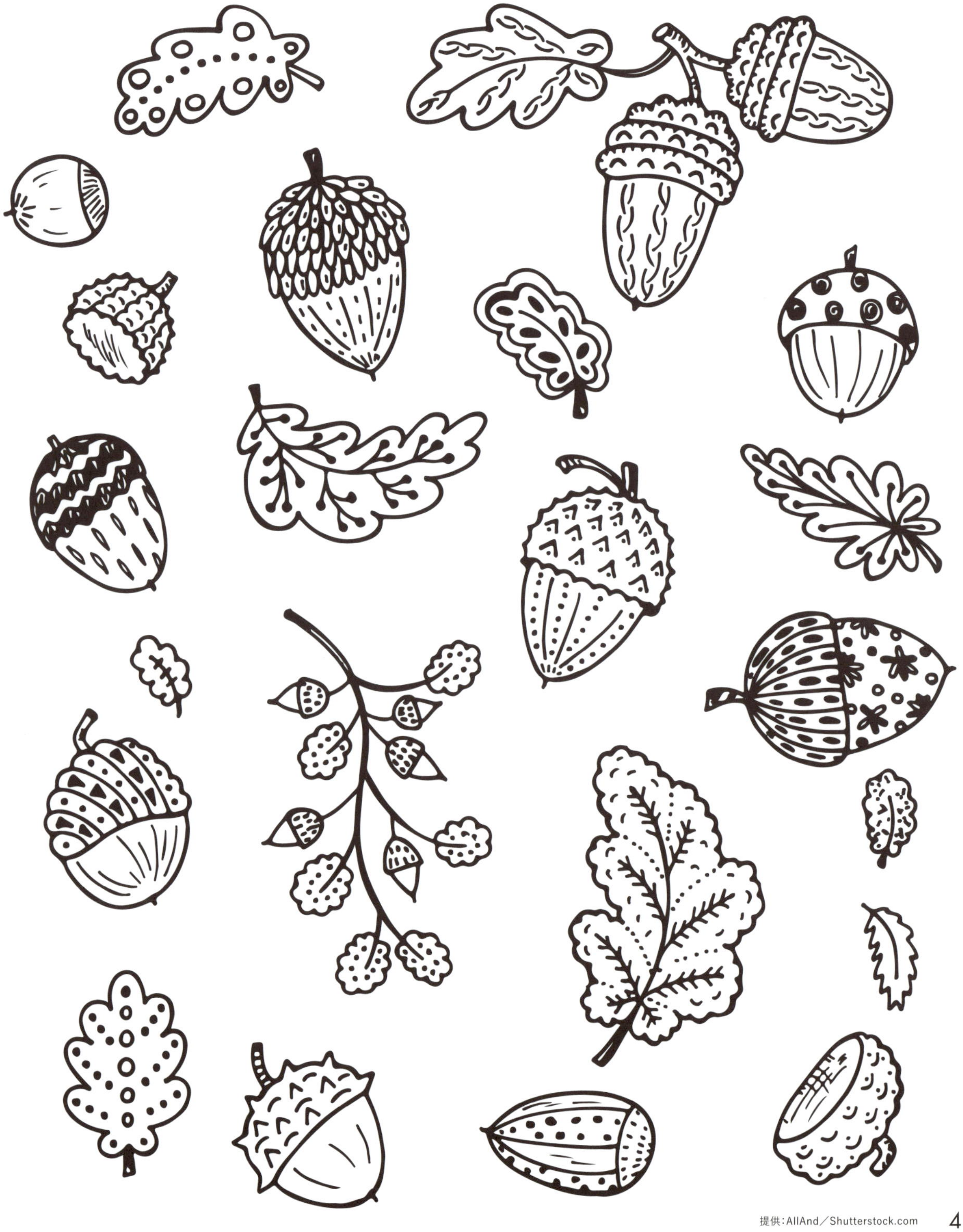

提供：AllAnd／Shutterstock.com

下のイラストの中央に視点を置いて、木の実や葉っぱ全体を見るようにしてください。はっきり中央に焦点を合わせず、中央より少し手前に焦点を置くと、全部の木の実や葉っぱが、ほぼ均等に視野に入ってきます。その状態を維持しながら、木の実や葉っぱが何個あるかを数えましょう。目標は20秒以内。つい数えるほうに神経がいって、視野が狭まってしまったら、全体に視野を拡大して再チャレンジしてください。

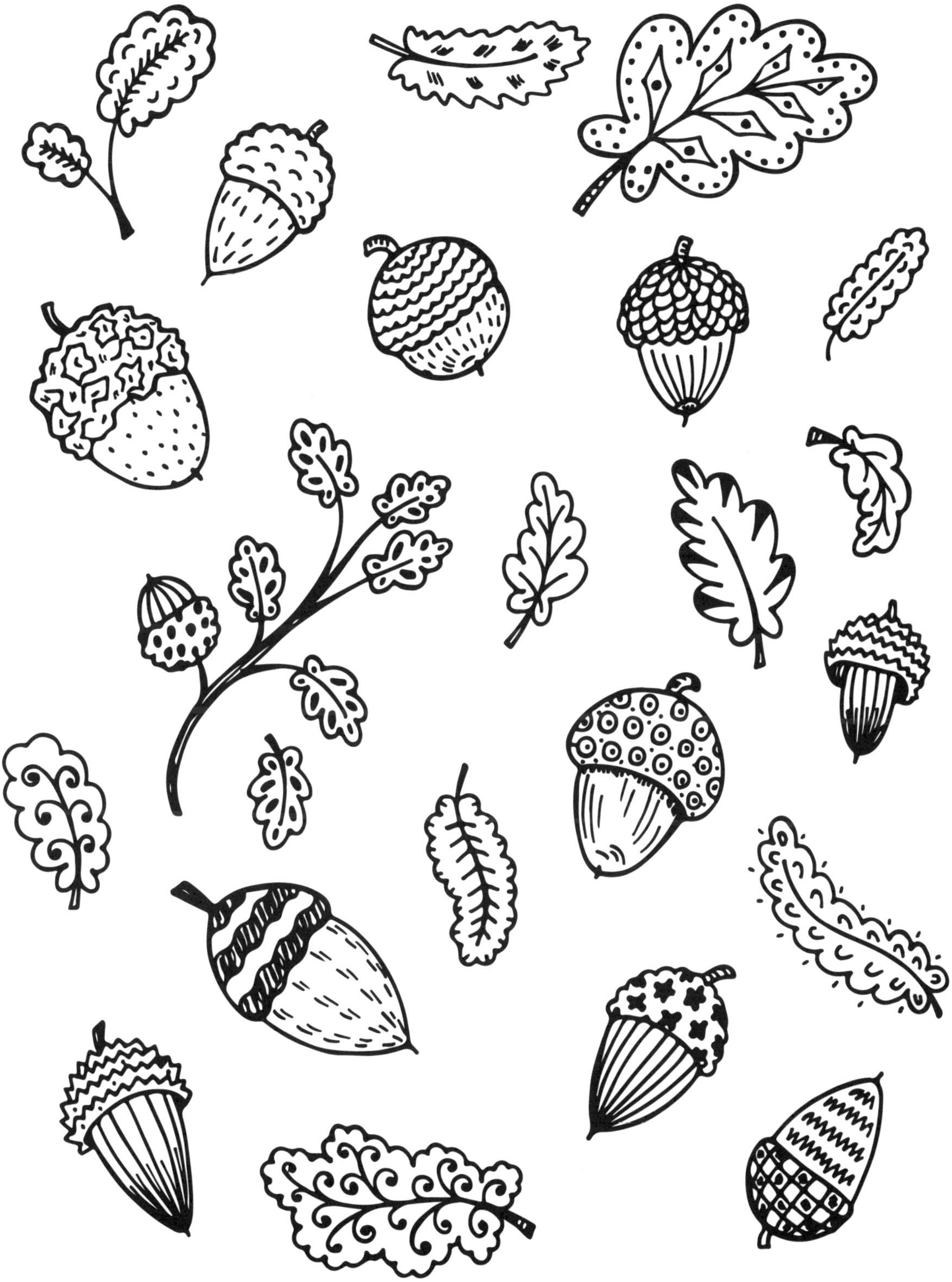

視野拡大トレーニング 9

目標時間 20秒

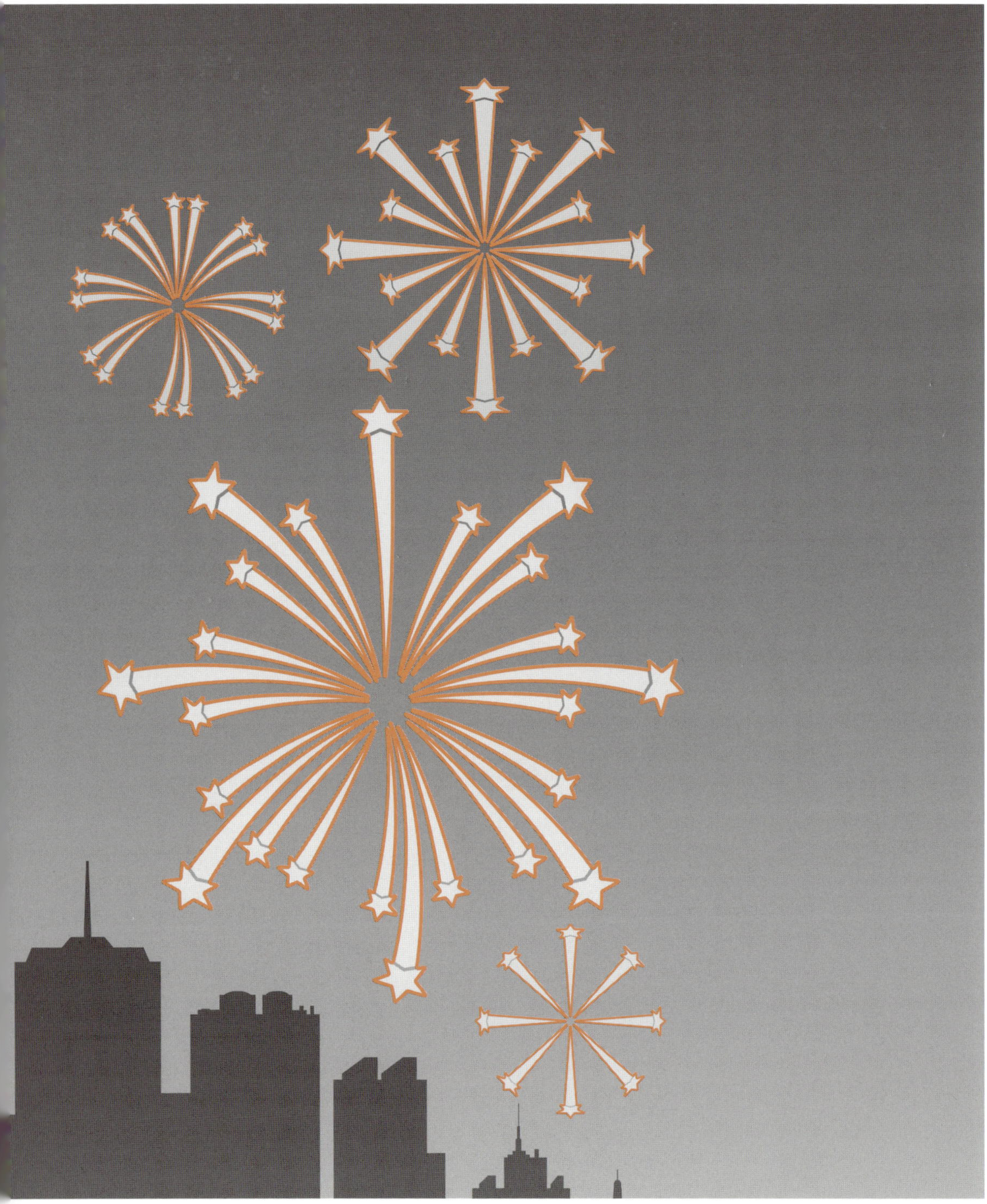

提供:TRONIN ANDREI/Shutterstock.com

多数の花火が描かれていますが、中央に視点を置いて、これらの花火全体を見るようにしてください。中央に視点を置きつつも、その少し手前に焦点を合わせることで、全部の花火をほぼ均等に視野に入れられます。
その状態を維持しながら、花火を構成する火花の輪郭を1つひとつ視線だけで辿ってみてください。目標時間は、20秒以内。つい辿るほうに神経がいって、視野が狭まったら、視野を全体に拡大して再チャレンジしましょう。

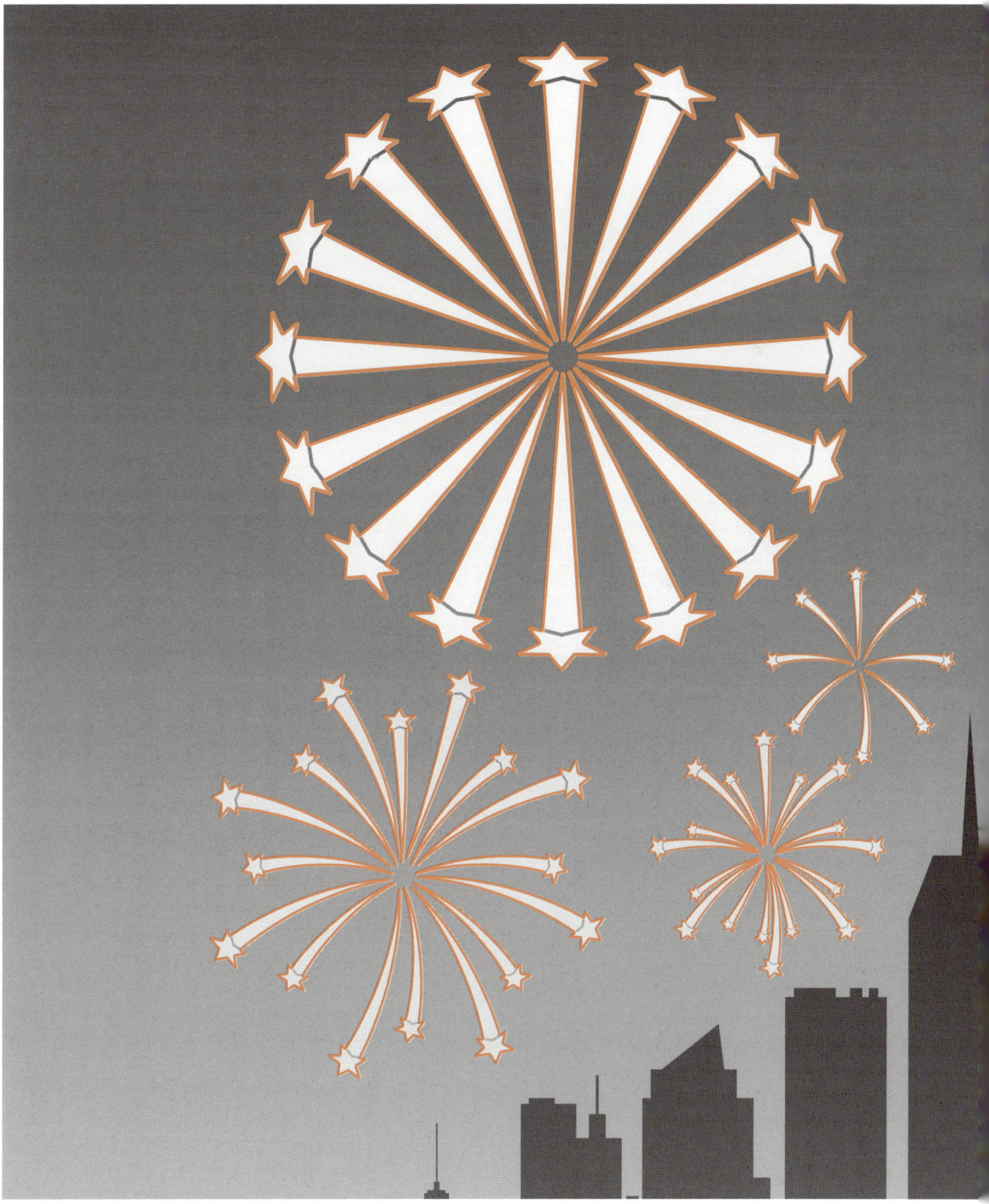

視野拡大トレーニング

左右の視野拡大

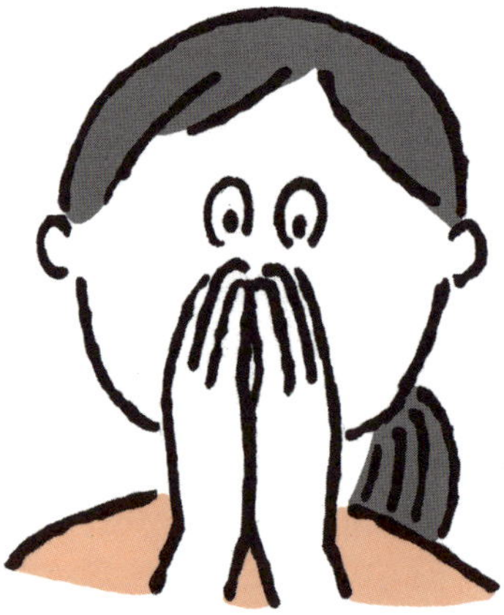

1

顔の前で手を合わせます。
人差し指が目の前20～30センチぐらいの位置にくるように。

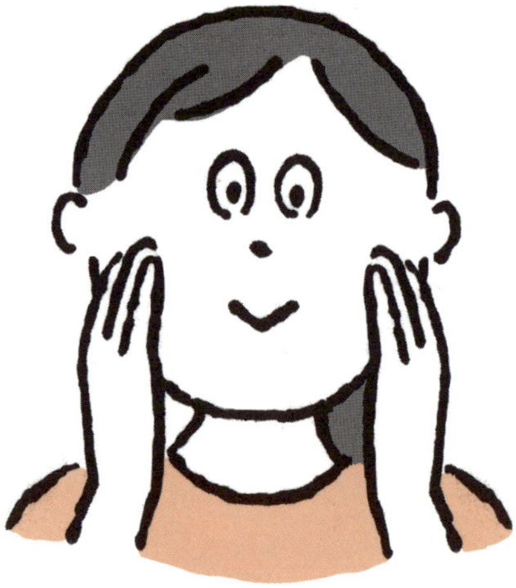

2

合わせた手を徐々に左右に開きます。

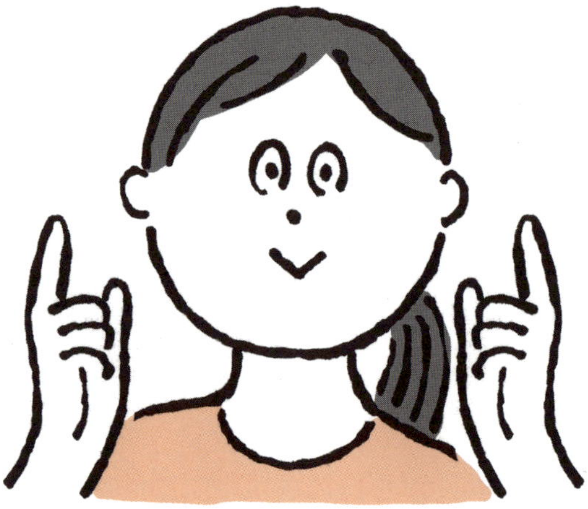

3

両手が顔の横あたりまで開いたら、こぶしを握って、人差し指だけを立てましょう。手を左右に開きながら、真正面を向いたまま、両方の指の先端を見ます。指先がボヤけるところまでいったら、終了です。

日常生活でできる

上下の視野拡大

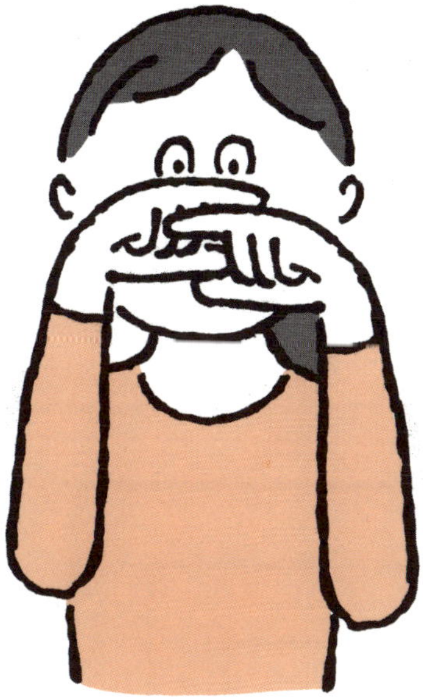

1

顔の前で、両手の人差し指を水平にします。

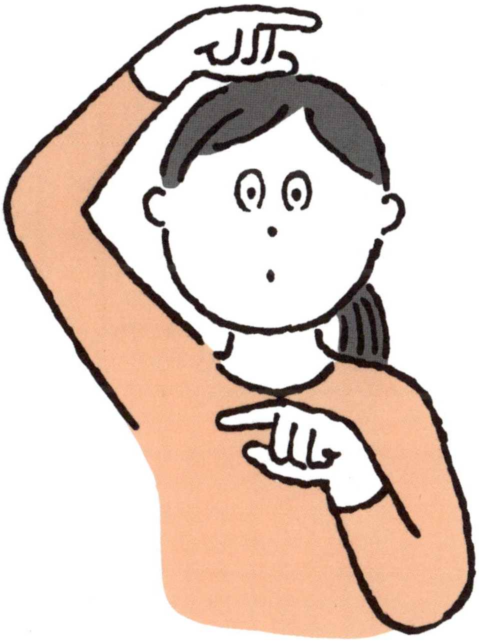

2

人差し指を水平にした状態で、手を上下に徐々に開きます。真正面を向いたまま、両方の指の先端を見ましょう。指先がボヤけるところまでいったら、終了です。

どちらも毎日続けることで、
視野が徐々に拡大します！

6つの眼筋トレーニング 1 目標時間 片道30秒

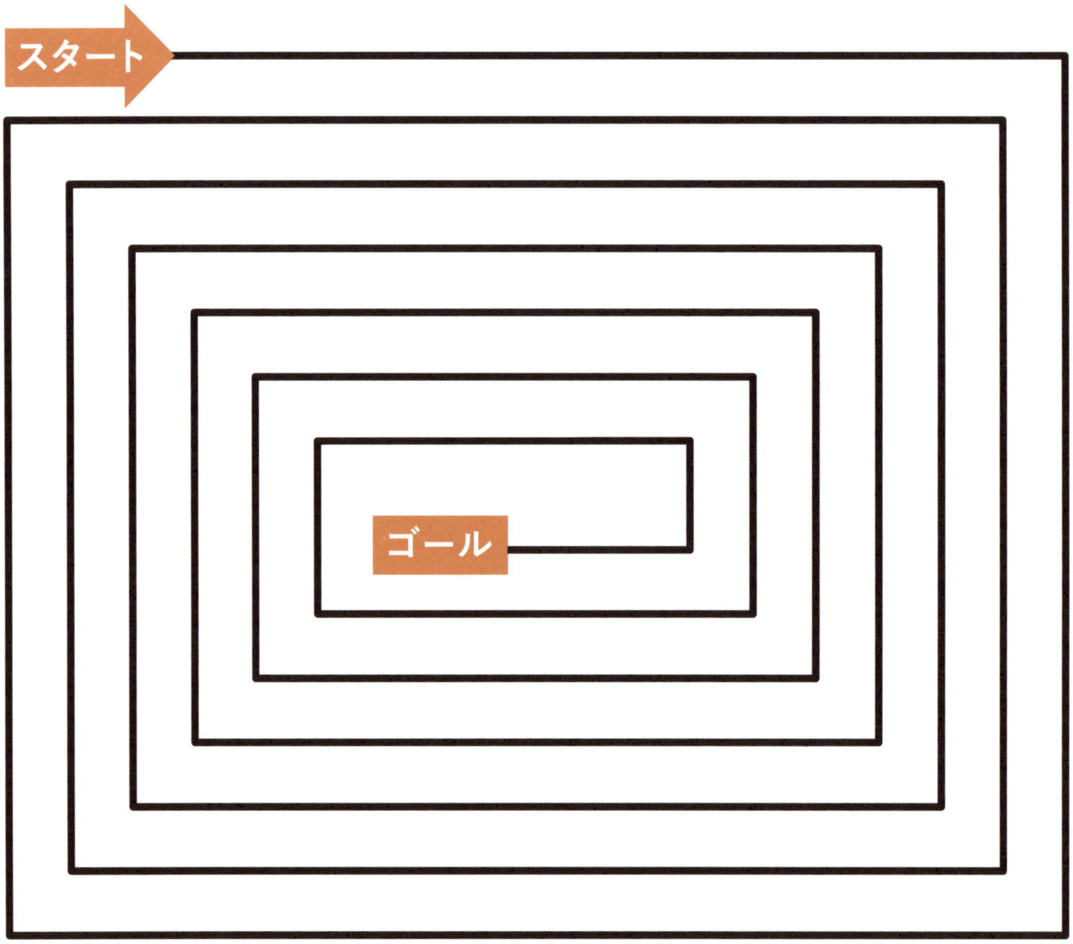

スタートからゴールまで、素早く視線だけで辿りましょう。
目標時間は30秒以内。
ゴールできたら、折り返してスタートに戻ります。
このときもかける時間は30秒以内を目指しましょう。

6つの眼筋トレーニング2 目標時間 片道30秒

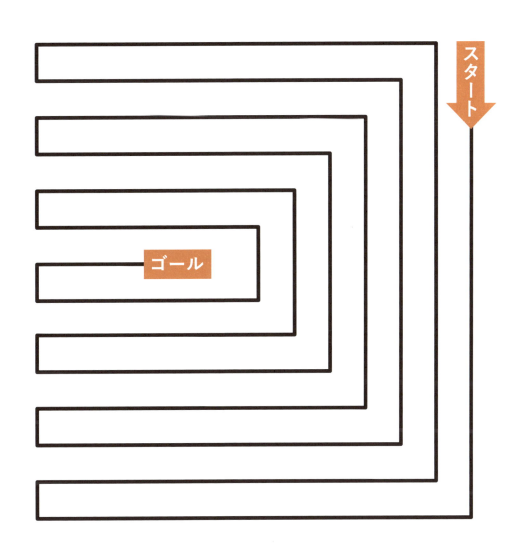

スタートからゴールまで、素早く視線だけで辿りましょう。
目標時間は30秒以内。
ゴールできたら、折り返してスタートに戻ります。
このときもかける時間は30秒以内を目指しましょう。

6つの眼筋トレーニング3

目標時間 30秒

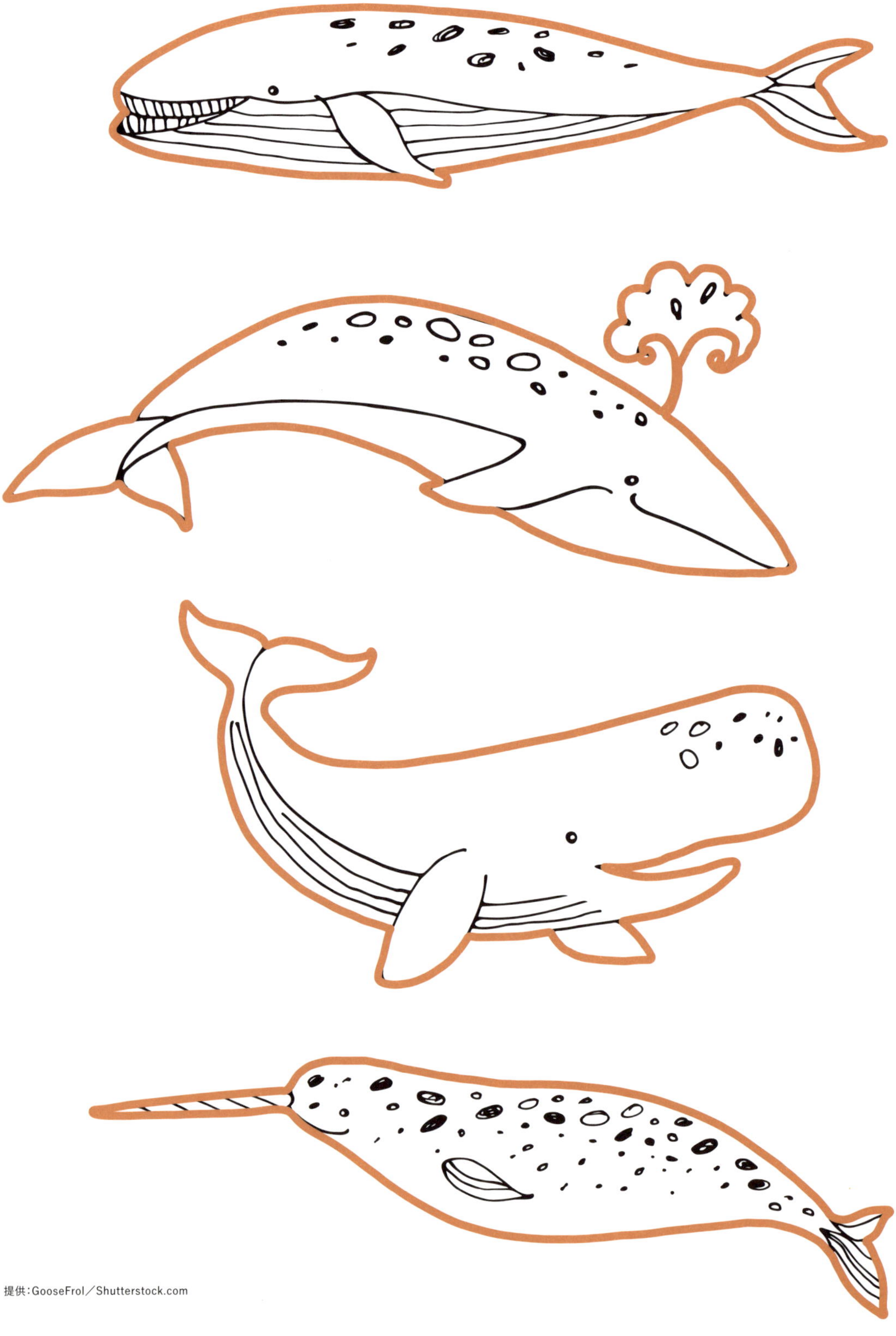

提供:GooseFrol／Shutterstock.com

下に描かれているイルカやクジラ、すべての輪郭を、できるだけ高速で視線だけでなぞってください。目標時間は30秒です。全部のイルカやクジラの輪郭をなぞったら、次はなぞり方を変えて、再び挑戦してみましょう。たとえば、これまで右回りに輪郭をなぞっていたのなら、次は反対方向の左回りになぞるようにします。

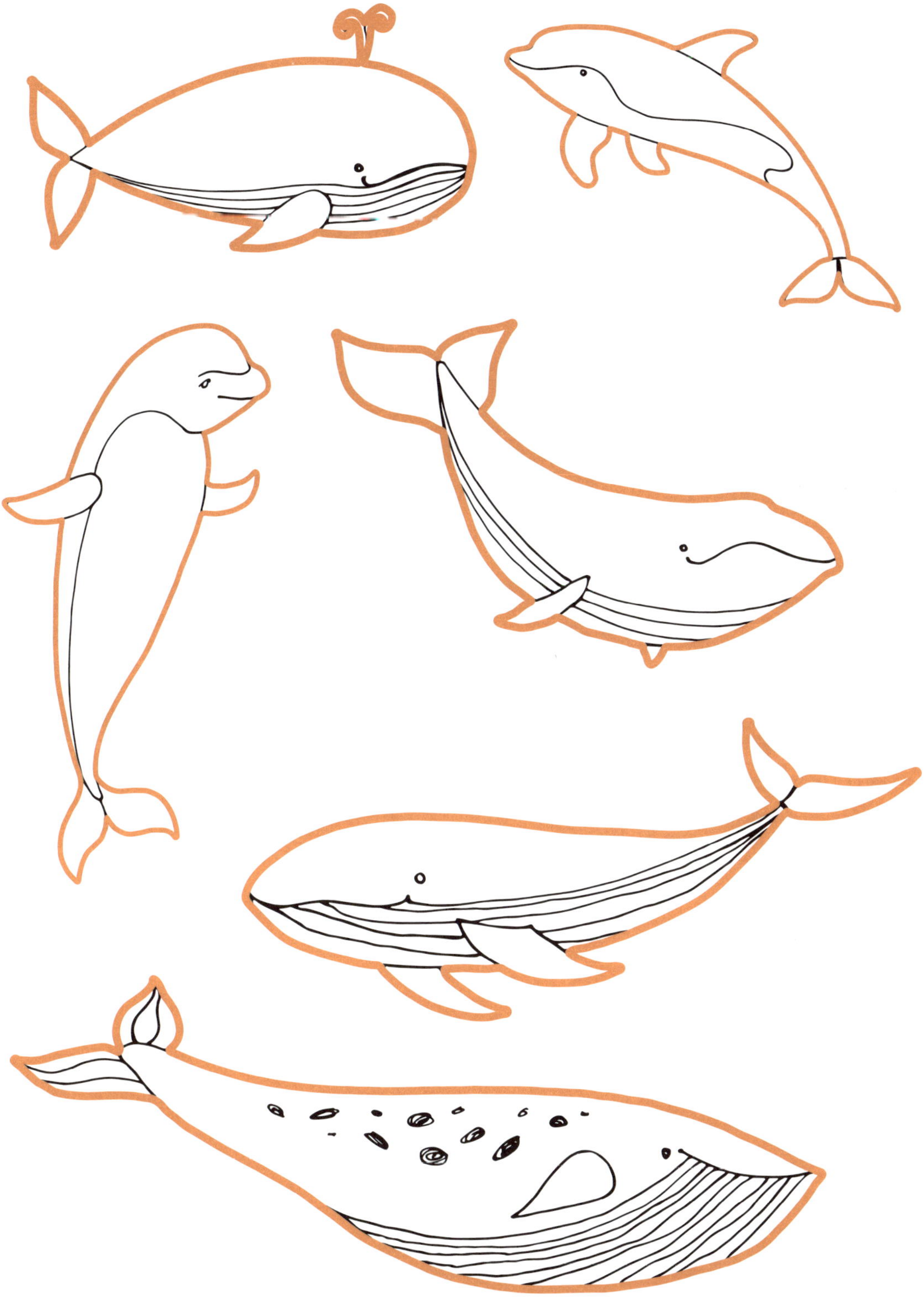

6つの眼筋トレーニング④

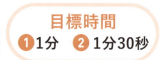

目標時間
①1分　②1分30秒

提供:GraphicsRF／Shutterstock.com

1

右に描かれている花の輪郭をできるだけ高速で、視線だけでなぞってください。30秒やって5～10秒ほど休憩を挟み、トータル1分間で全体をクリアできるか、チャレンジしてください。

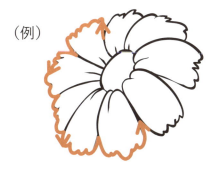

（例）

2

①ができたら、次は花弁1枚1枚を下の図の矢印のように内側から外側へ、目線でなぞってください。目標時間は、1つの花につき15秒。眼筋トレーニングに慣れないと、このトレーニングをやると目が回ります。目が回った挙げ句にめまいを起こして気分が悪くなる人がいるかも知れません。そうなったら直ちに中止、翌日、再チャレンジです。

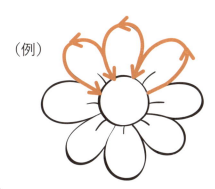

（例）

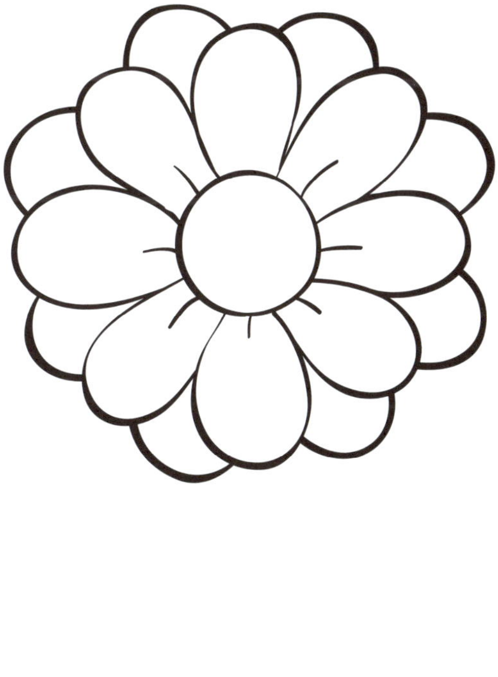

6つの眼筋トレーニング5

目標時間 30秒

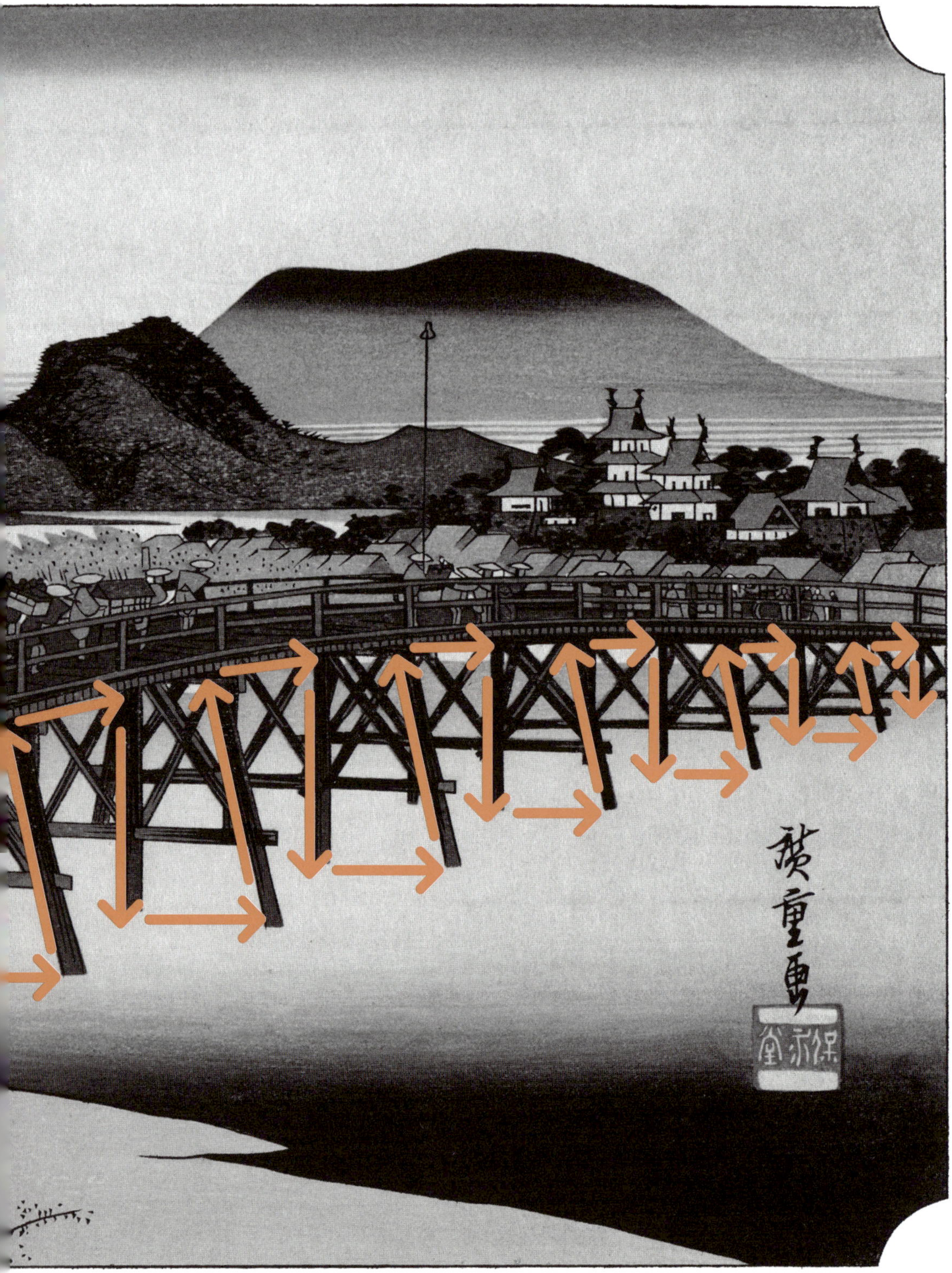

提供：福間秀典／アフロ

下の矢印のように橋桁《はしげた》を目線でなぞって、端までいき、今度は矢印と反対の動きをして、折り返してきます。目標時間は30秒。

多少は狂っても問題ありません。浮世絵の名画を鑑賞しながらリラックスして橋桁をなぞる、ぐらいの気持ちで取り組むと老眼軽減の効果が出ます。

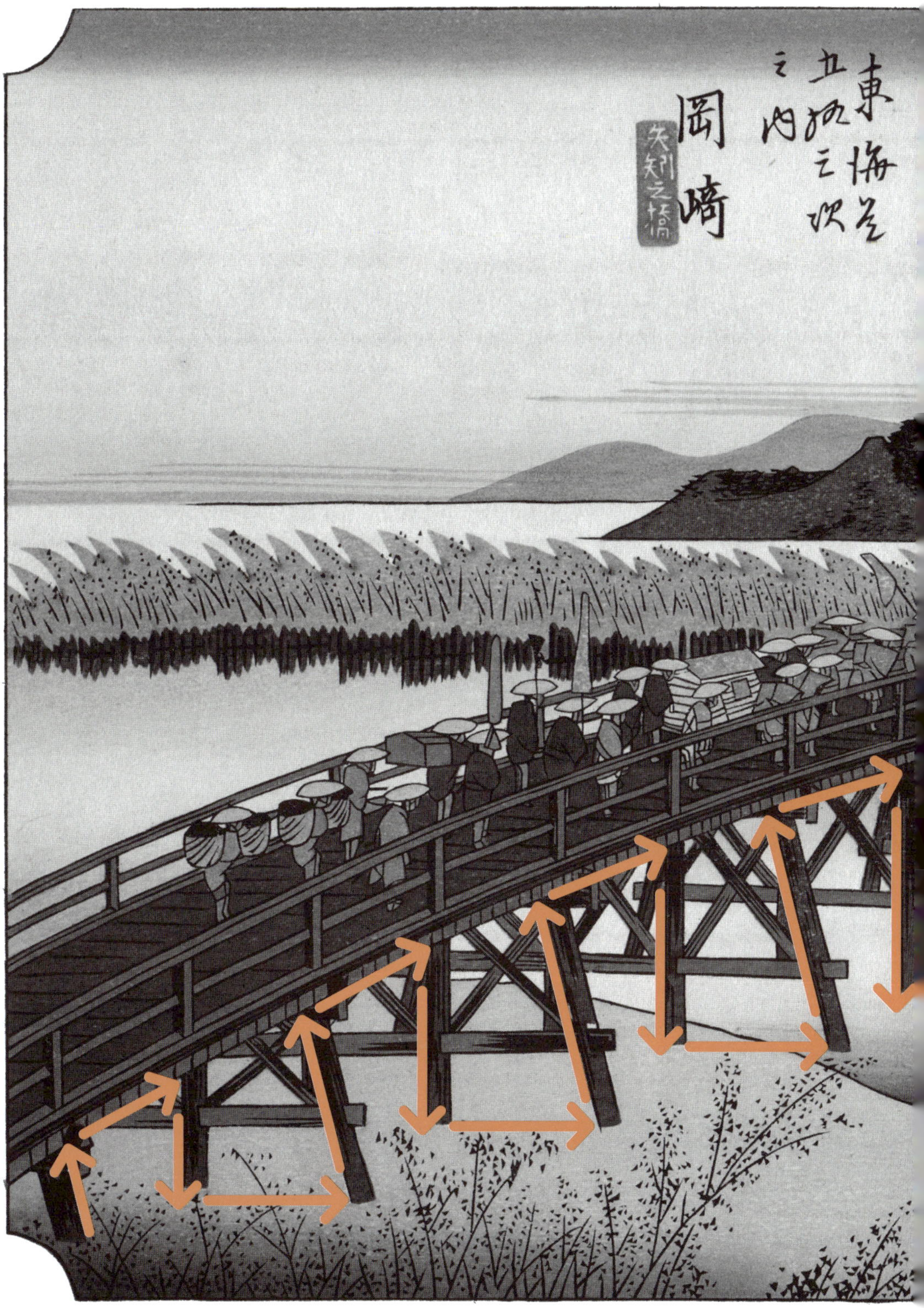

6つの眼筋トレーニング 6

目標時間 30秒

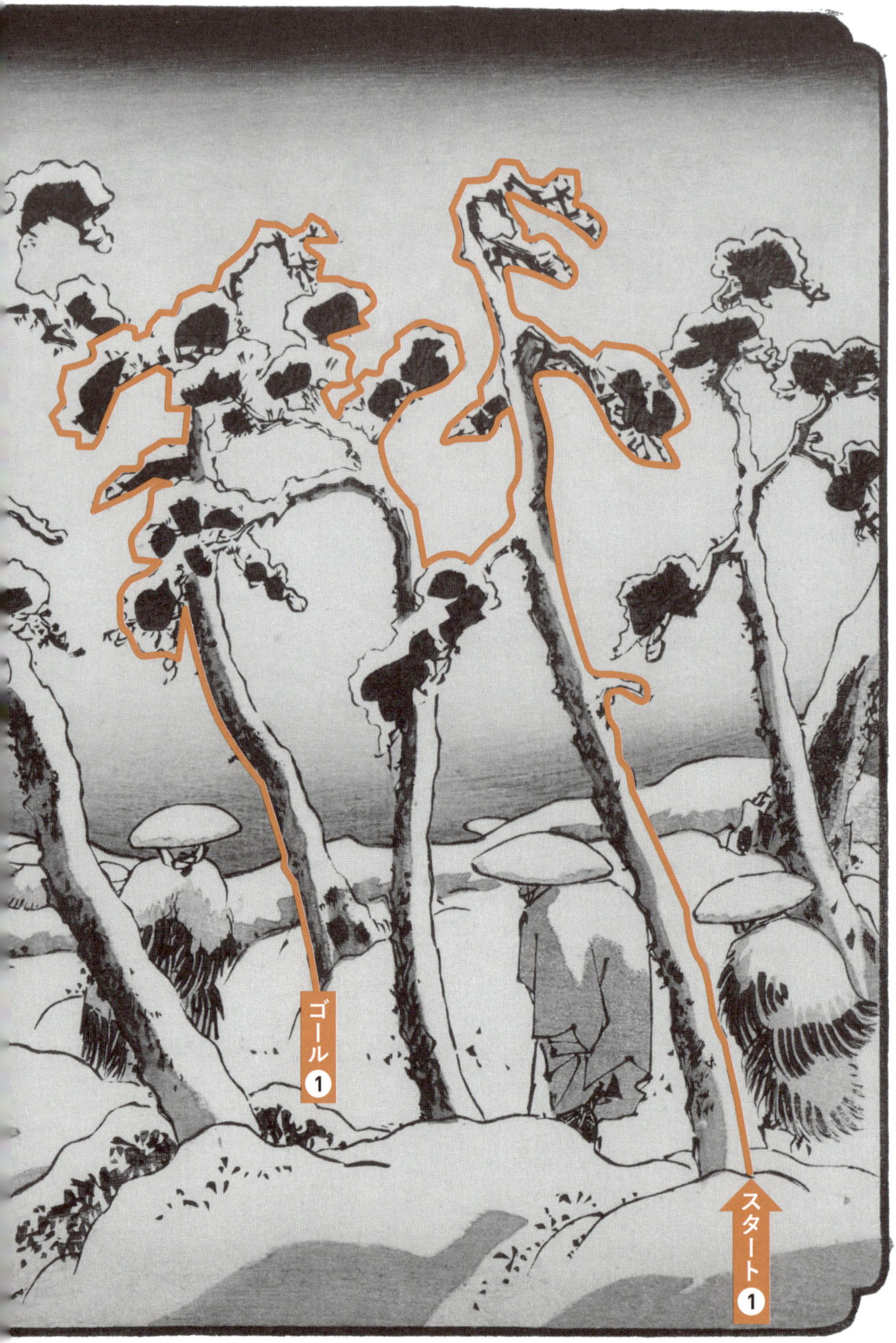

提供:PPA／アフロ

松の木の幹と樹冠《じゅかん》の縁を、①から③の順でスタートからゴールまでできるだけ早く視線だけでなぞってください。多少はブレてもかまいません。可能なかぎりスピーディになぞるのを最優先とします。目標は30秒以内。慣れてきたら素早くなぞりながらも、全体を視界内に捉えるよう意識することで、加齢と共に加速する視野の狭まりも、軽減することができます。

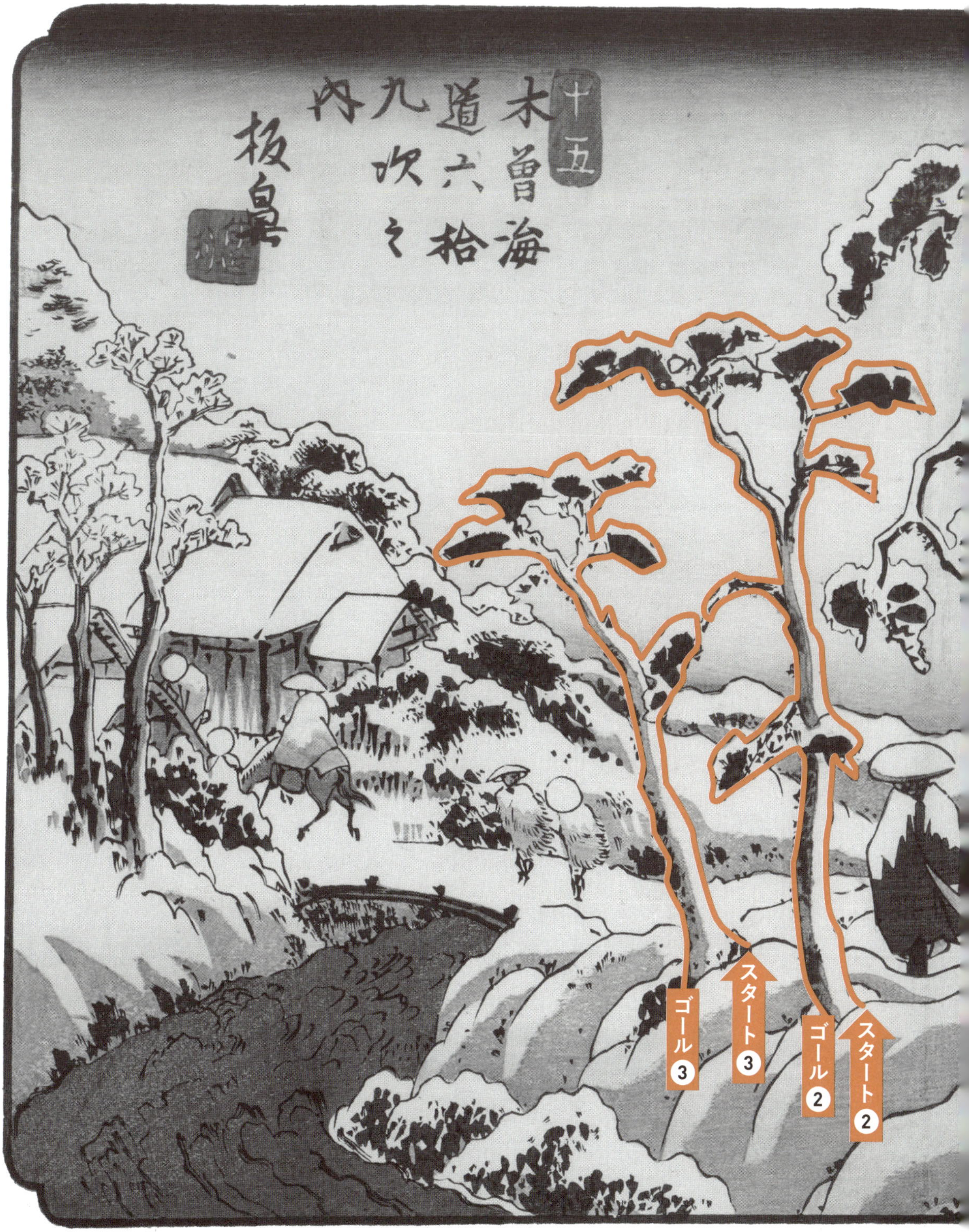

6つの眼筋トレーニング 7

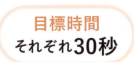

目標時間
それぞれ30秒

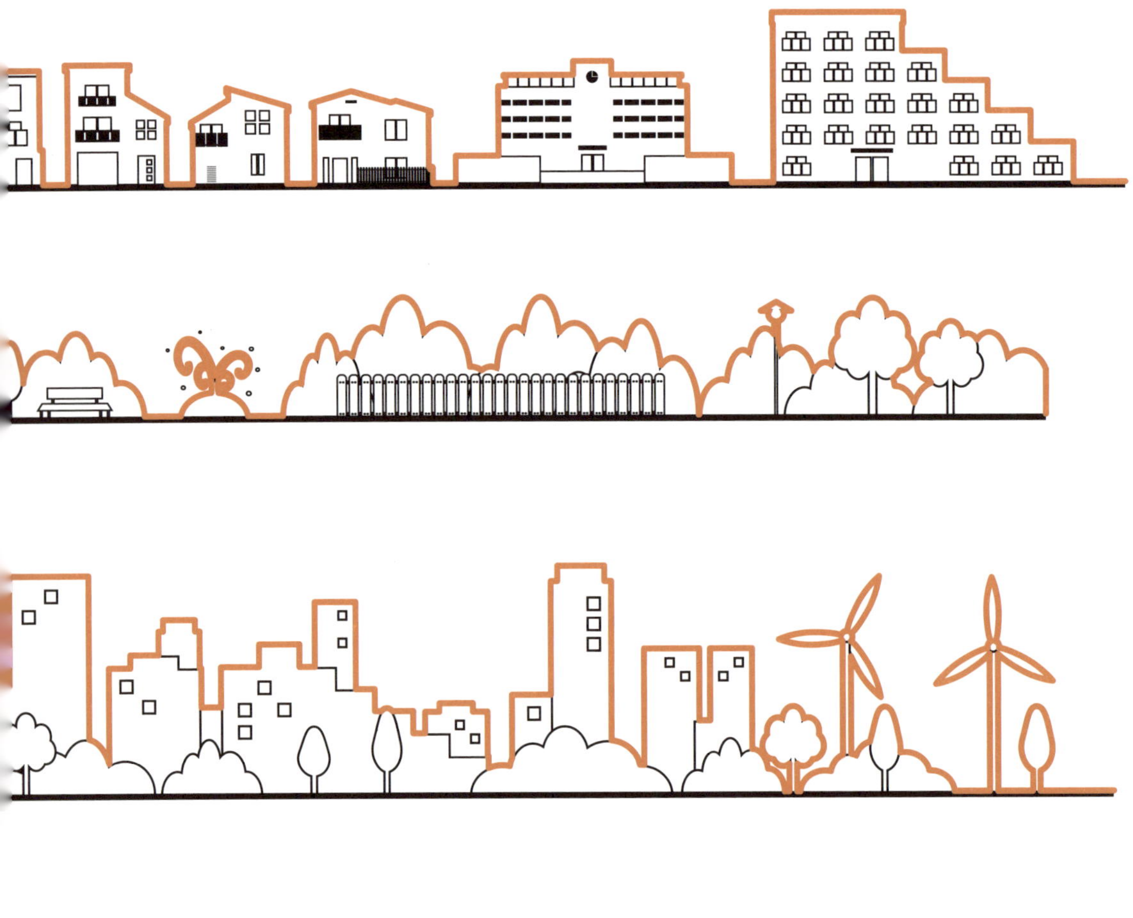

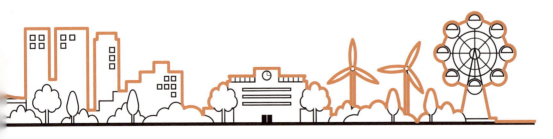

提供：KID_A／Shutterstock.com

下に描かれている建物や樹木の輪郭を、できるだけ高速で、右端から左端に向かって視線でなぞってください。窓など、建物内部の「模様」は無視してかまいません。上段ほど単純で、やさしくできています。各段、目標時間は30秒です。1つの段が終了したら、そこで30秒の休憩を挟みます。

ポイント トレーニングに慣れてきたら、休憩は20秒、10秒……と短縮していってかまいません。調子に乗って、休みなしに連続でやると、眼筋に痛みが出る可能性があります。老眼が気になるような年配の方ですと、即座に痛みが出るのではなく、翌日とか翌々日に出ますので、要注意。

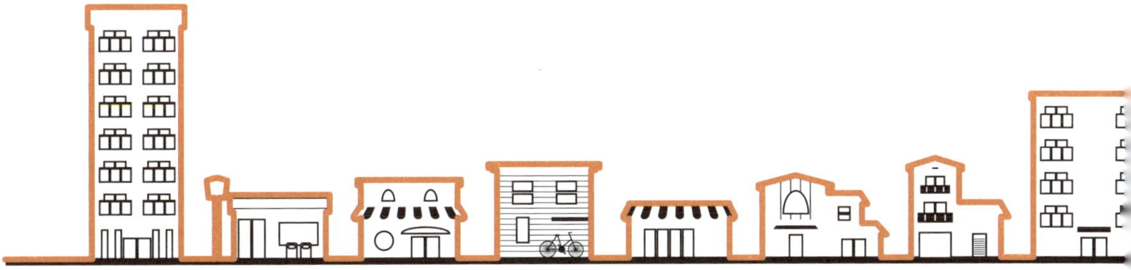

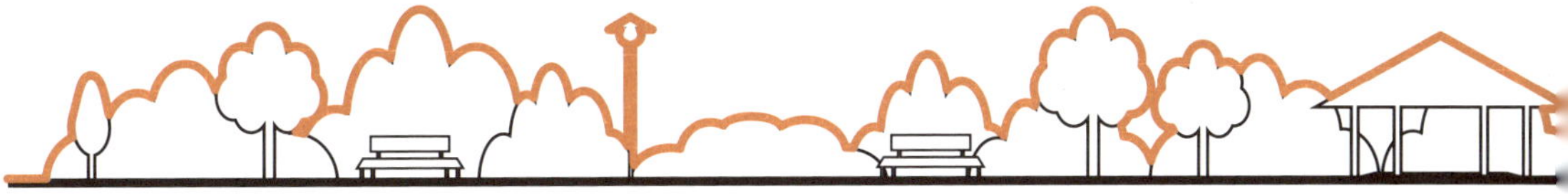

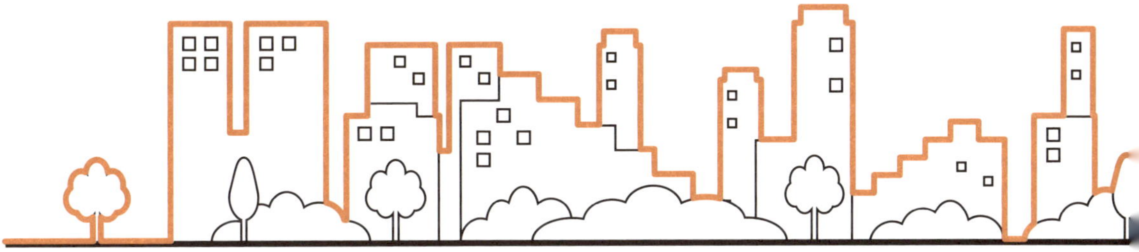

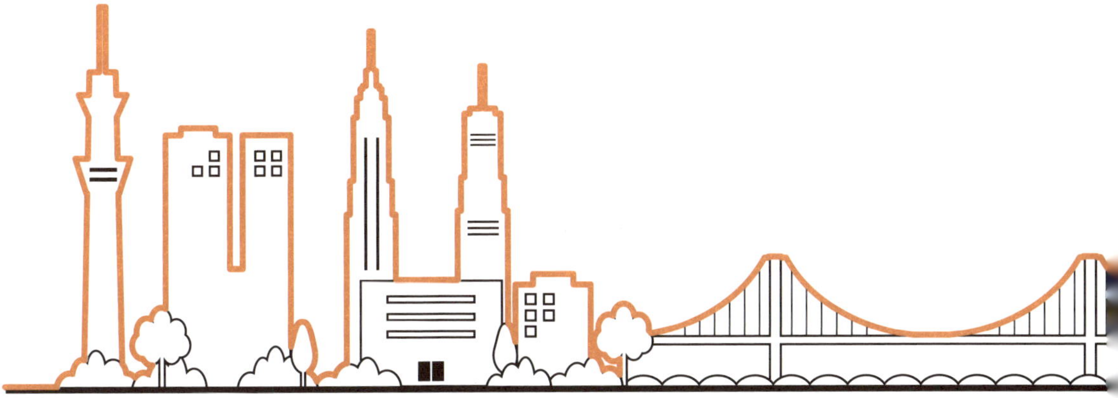

6つの眼筋トレーニング&視野拡大トレーニング 1

目標時間　6つの眼筋トレーニング　1分
視野拡大トレーニング　20秒

6つの眼筋トレーニング

ビリヤードの球に書かれている1から15までの番号を順に素早く見ていきましょう。目標時間は20秒です。
順番通りに見ることができたら、今度は1の球の輪郭をぐるりとなぞり、なぞり終えたら2の球に移り、次に3の球に移り……と、ビリヤード球の輪郭を1から15まで順に視線だけでなぞっていきましょう。こちらの目標時間は40秒です。

視野拡大トレーニング

中央の12の球に視点を置いて、15個の球全体を見ます。はっきり中央に焦点を合わせると、端のほうの球の数字がボケるので、中央に視点を置きつつ、その少し手前に焦点を合わせましょう。その状態を維持して、球を1から15まで順番に見ていきましょう。目標時間は20秒です。
球を順番に見るほうに神経がいって、視野が狭まってしまったら、視野を全体に拡大して再チャレンジしてください。

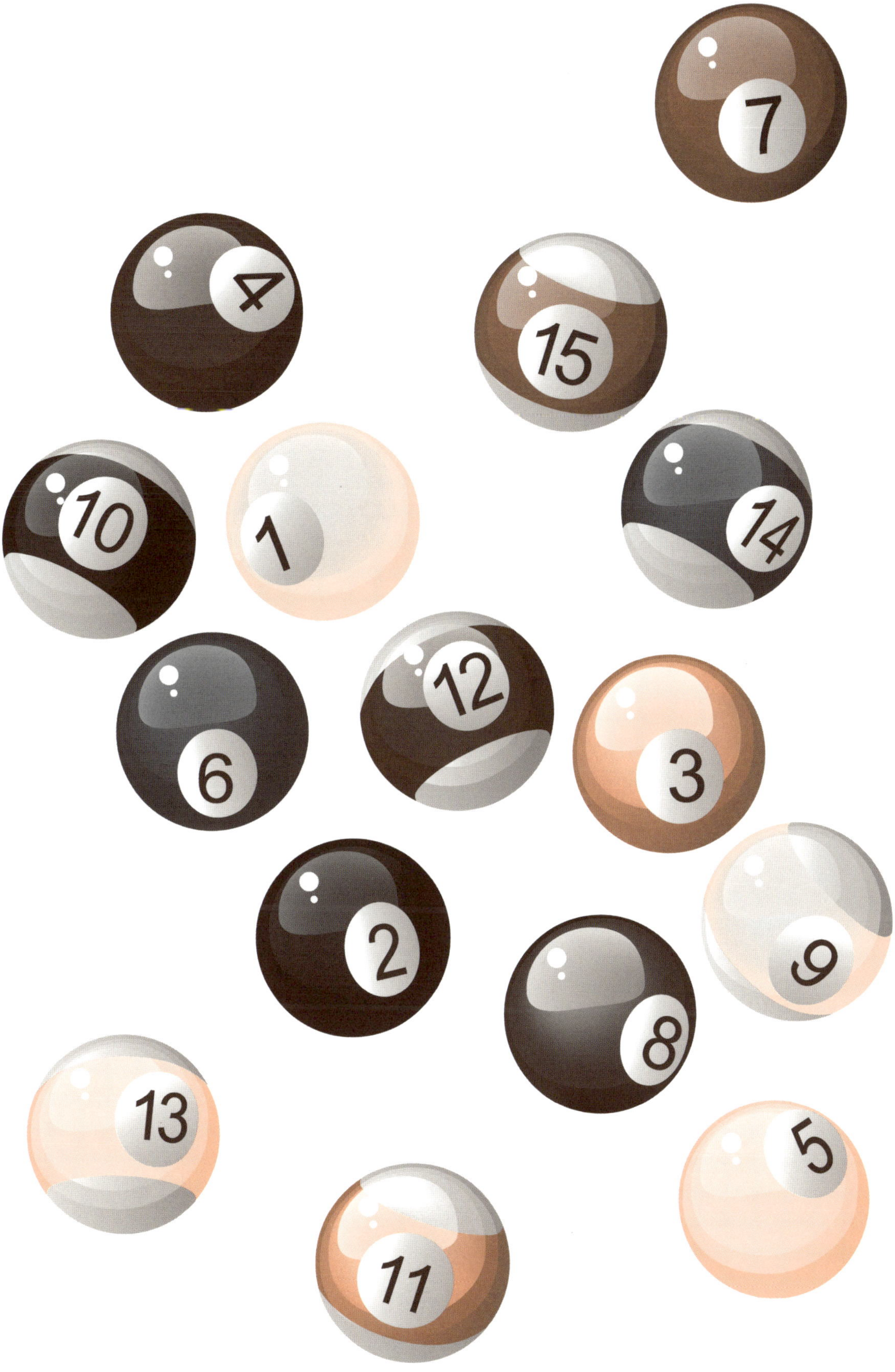

提供：gattopazzo／Shutterstock.com

6つの眼筋トレーニング&視野拡大トレーニング❷

目標時間　6つの眼筋トレーニング　1分20秒
　　　　　視野拡大トレーニング　20秒

6つの眼筋トレーニング

16個の宝石を番号順に、視線だけで素早く見てください。目標時間は20秒です。
順番通りに見ることができたら、今度は❶の宝石の輪郭をぐるりとなぞり、なぞり終えたら❷の宝石に移り、次に❸の宝石に移り……と、宝石の輪郭を❶から⓰まで順に視線だけでなぞっていきましょう。このトレーニングの目標時間は1分です。

視野拡大トレーニング

中央の最も大きい❷の宝石に視点を置いて、16個の宝石全体を見るようにしてください。はっきり中央に焦点を合わせると、端のほうの宝石がボケるので、中央に視点を置きつつ、その少し手前に焦点を合わせましょう。その状態を維持して、宝石を❶から⓰まで、順番に見てください。目標時間は20秒です。宝石を順番に見るほうに神経がいって、視野が狭まってしまったら、視野を全体に拡大して再チャレンジしてください。

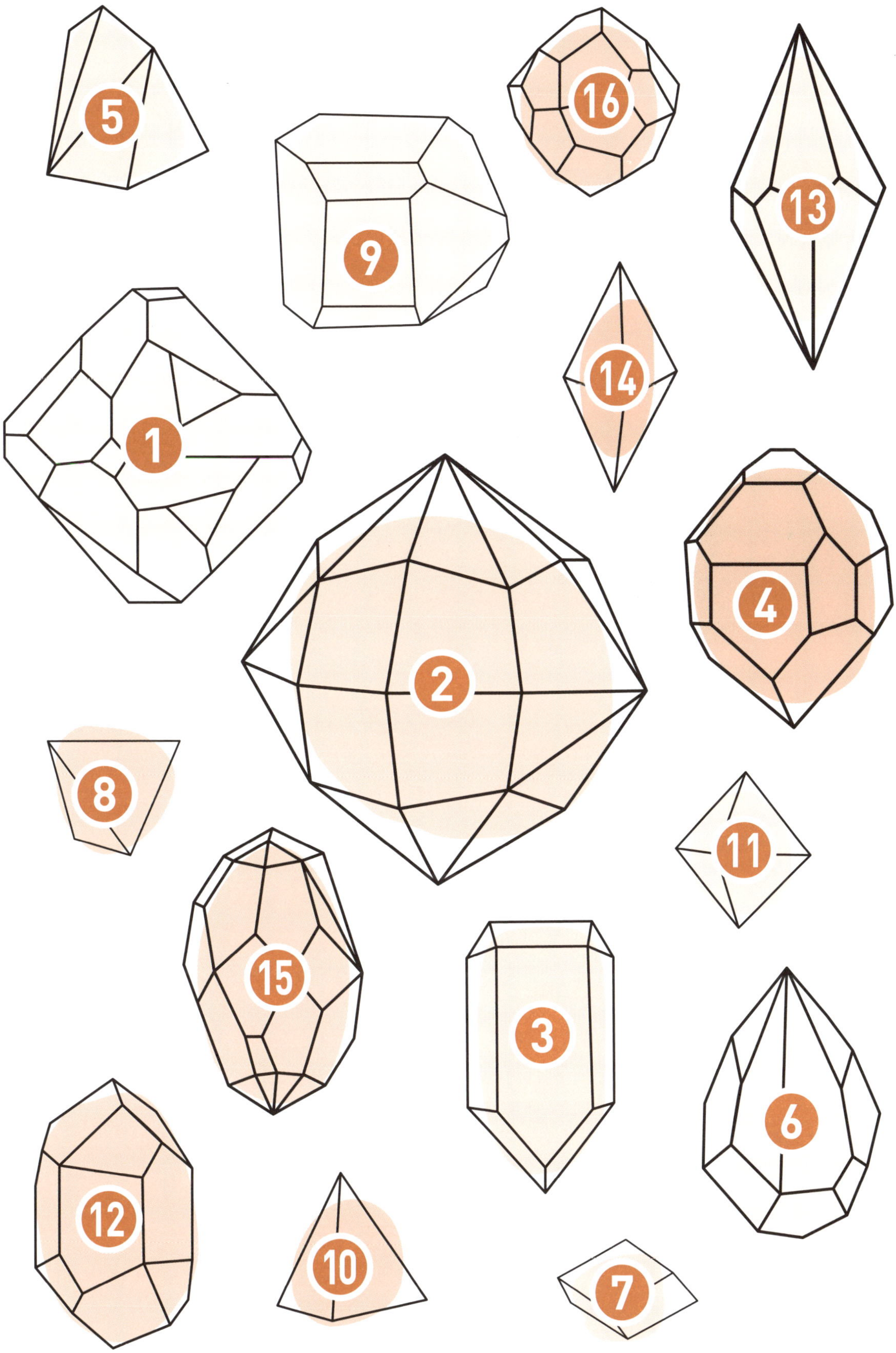

提供:zubarevid／Shutterstock.com

6つの眼筋トレーニング&視野拡大トレーニング❸

目標時間		
	6つの眼筋トレーニング	1分20秒
	視野拡大トレーニング	20秒

6つの眼筋トレーニング

14匹の猫を番号順に、視線だけで素早く見てください。目標時間は20秒です。
順番通りに見ることができたら、今度は❶の猫の輪郭をぐるりとなぞり、なぞり終えたら❷の猫に移り、次に❸の猫に移り……と、猫の輪郭を❶から⓮まで順に視線だけでなぞっていきましょう。このトレーニングの目標時間は1分です。

視野拡大トレーニング

中央の、立ち上がって右を向いている❶の猫に視点を置いて、14匹の猫全体を見るようにしてください。はっきり中央に焦点を合わせると、端のほうの猫がボケるので、中央に視点を置きつつ、その少し手前に焦点を合わせましょう。その状態を維持して、猫を❶から⓮まで、順番に見てください。目標時間は20秒。猫を順番に見るほうに神経がいって、視野が狭まってしまったら、視野を全体に拡大して再チャレンジしてください。

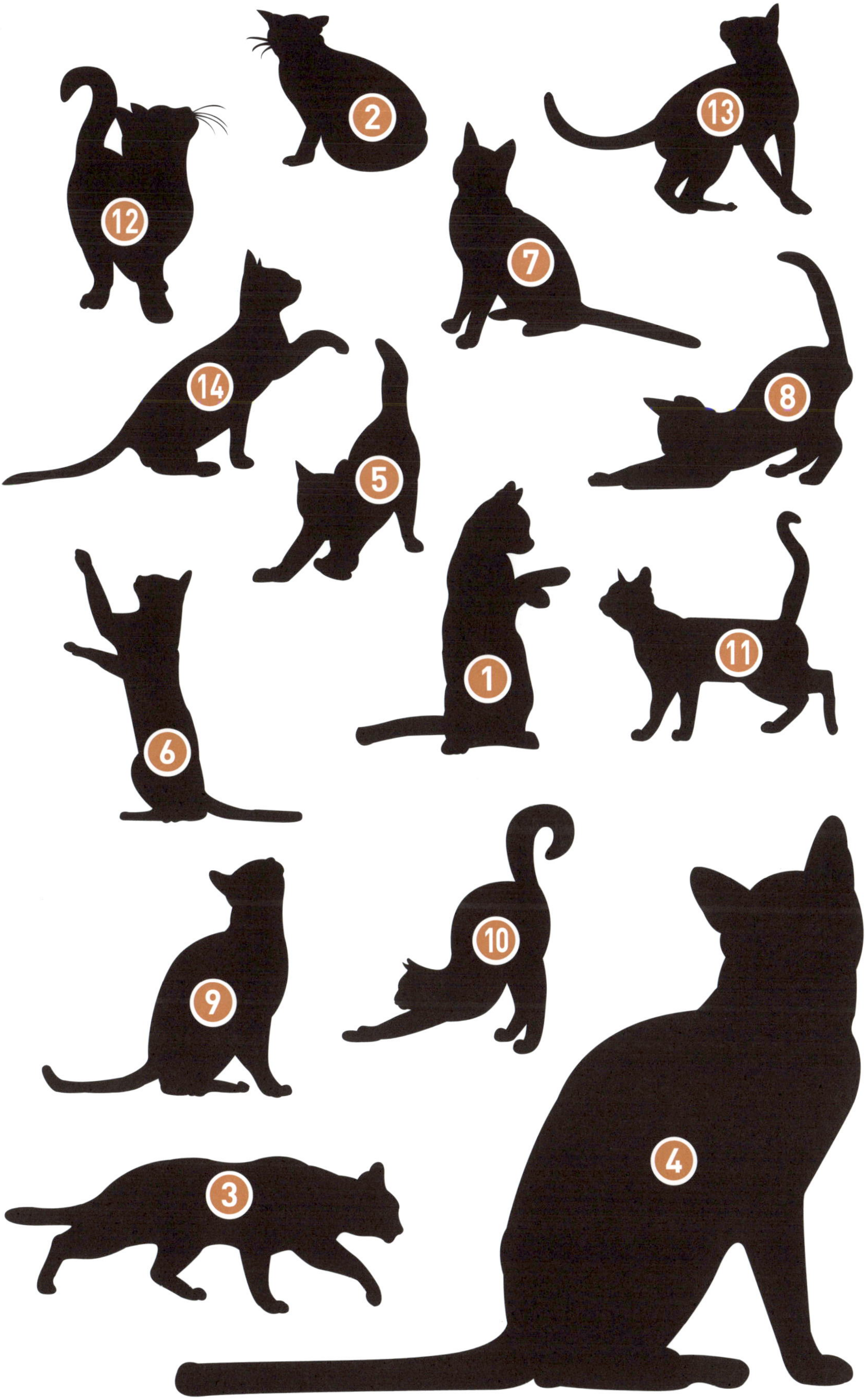

提供：red rose／Shutterstock.com

日常生活でできる6つの眼筋トレーニング

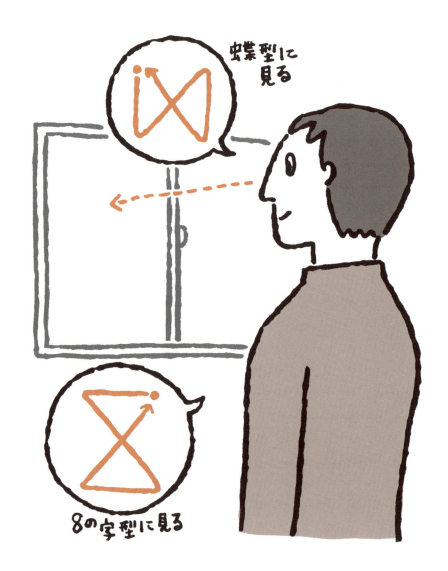

上のイラストのように、窓やドアなどの四隅をそれぞれ想像の上で対角線で結んでみてください。それからその対角線の上を、8の字や蝶型で視線だけでスピーディになぞります。このとき、首はできるだけ動かさず、視線だけを動かすよう意識しましょう。1つのなぞり方で10秒間なぞったら、10秒休憩し、違うなぞり方で10秒間なぞりましょう。

※もし、トレーニングをしていて気分が悪くなったら直ちに中止すること。
　また、電車やバスの窓を使って行わずに、
　自宅などのできるだけ足元が固定された場所で行いましょう。

PART 3

血行をよくして、目を若返らせる！

血流改善 1

眼筋マッサージ

目の周辺部をマッサージすることで、眼筋の血行を促します。

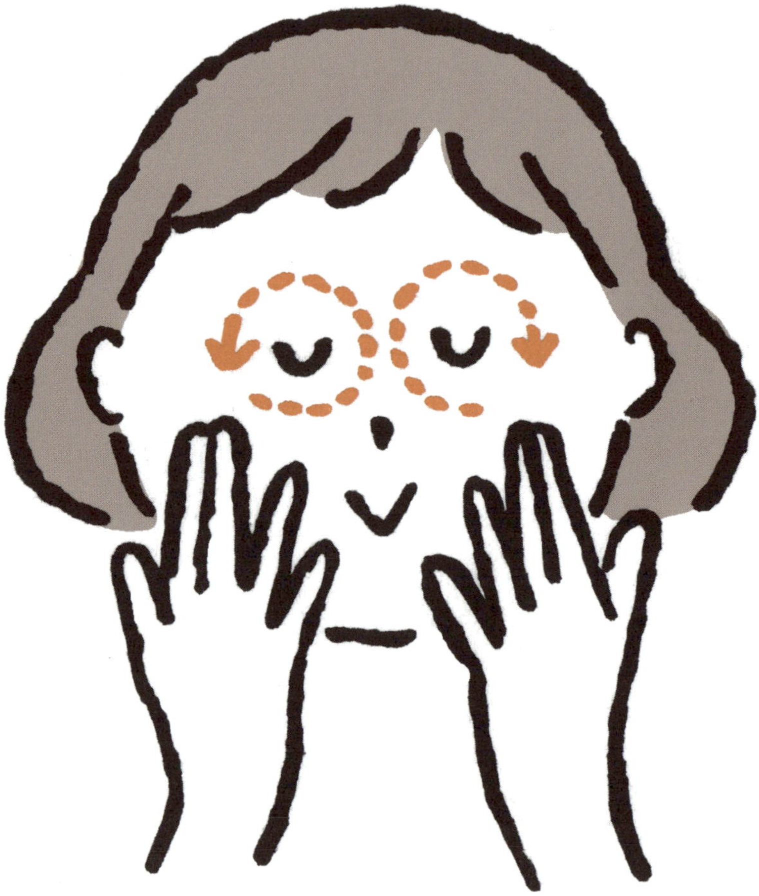

目を閉じた状態で、人差し指と中指で目の回りを1周するように、押します。
軽い痛みを感じる程度に押すこと。20〜30回程度くりかえしましょう。

※目の回りの皮膚は弱いので、強く力を入れすぎないこと。

血流改善 2

ツボ押しで血行力アップ

手足や顔にある血行力アップのツボ押しをすることで、血の巡りをよくし、眼筋の血行を改善します。

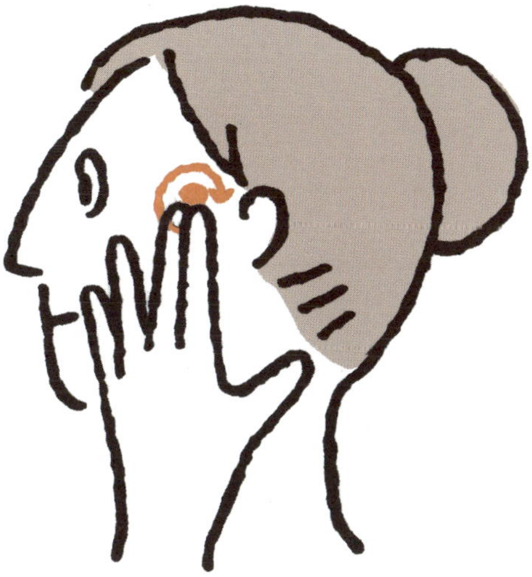

客《かく》主《しゅ》人《じん》

側頭部の凹み（目と耳のちょうど真ん中にあり、メガネのツルの少し下にくるあたり）にある「客主人」というツボを、人差し指と中指の２本の指で、円を描くように押します。右側左側それぞれ、20〜30回ほど押すこと。

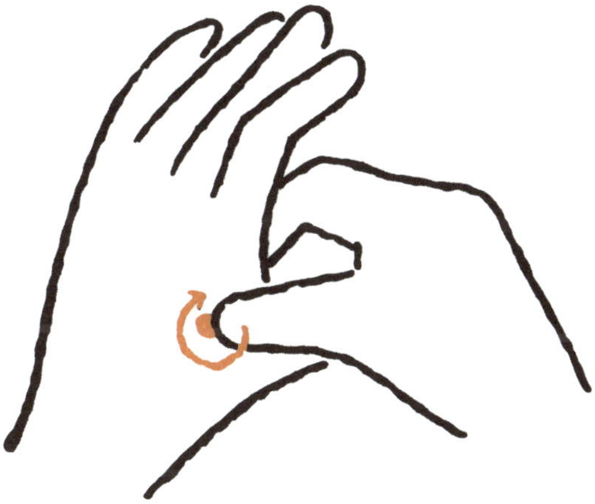

合《ごう》谷《こく》

手の甲の親指と人差し指の骨が分岐する位置にある「合谷」というツボを、反対の手の親指を使って円を描くようにぐりぐりと押します。両手それぞれ20〜30回ほど押すこと。

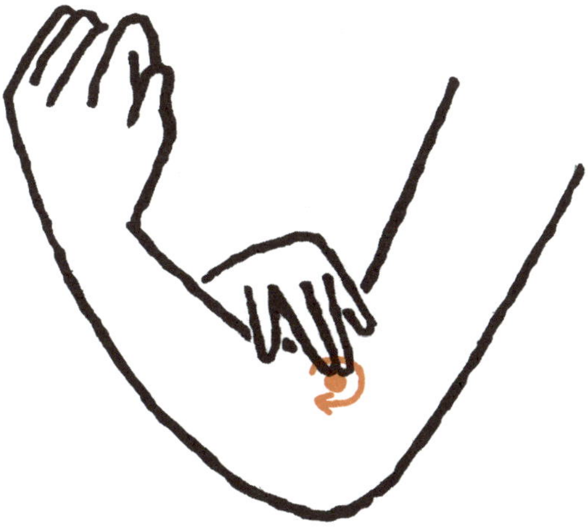

曲《きょく》池《ち》

肘を曲げたときにできるシワのすぐ上あたりにある「曲池」というツボを、反対の手の人差し指と中指を使って円を描くようにぐりぐりと押します。両腕それぞれ、20〜30回ほど押すこと。

血流改善 ③

右脳刺激　グーパー体操

普段使う機会が少ない右脳を刺激することで、右脳の働きを活性化し、脳をリラックスさせて、眼球を含む脳全体の血流を改善します。

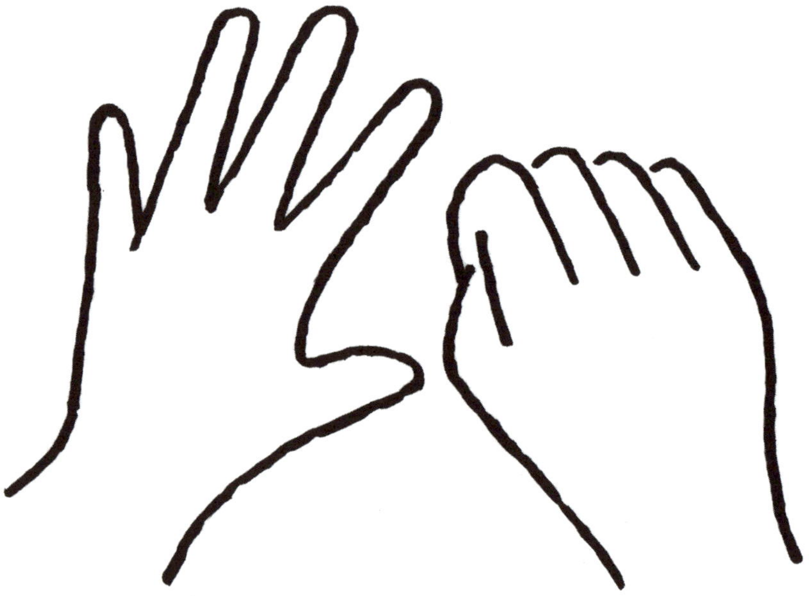

1

左手を開いて5本の指を真っすぐに伸ばすのと同時に、右手で握りこぶしをつくります。

2

左手で右手の握りこぶしをつかみ、包み込みます。ジャンケンでパーを出して勝った左手がグーを出して負けた右手をのみ込むイメージ。

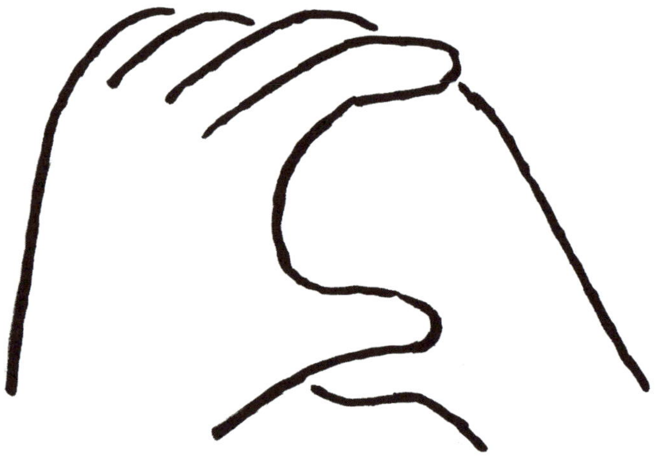

3

右手を開いてパーをつくり、それと同時に
左手は握りこぶしをつくってグーにします。

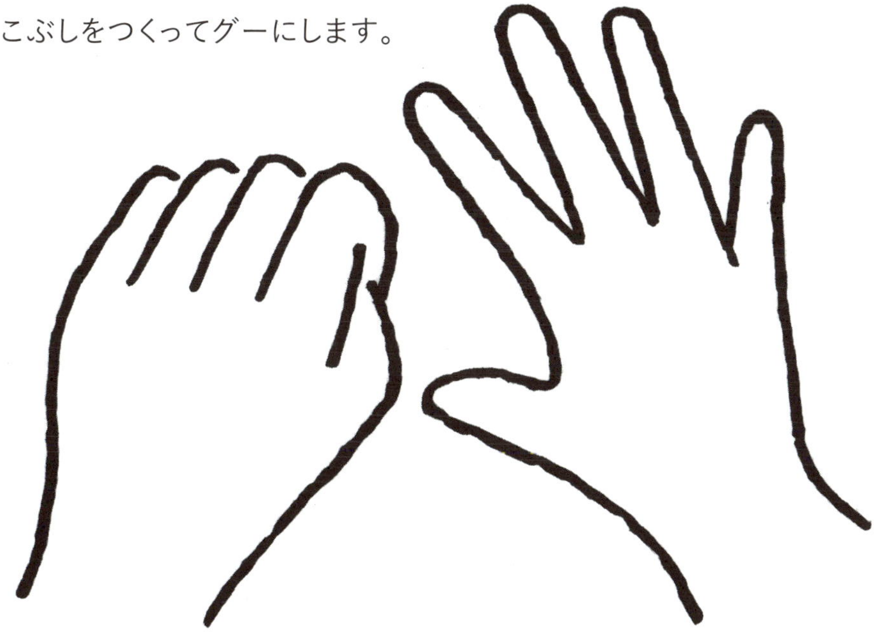

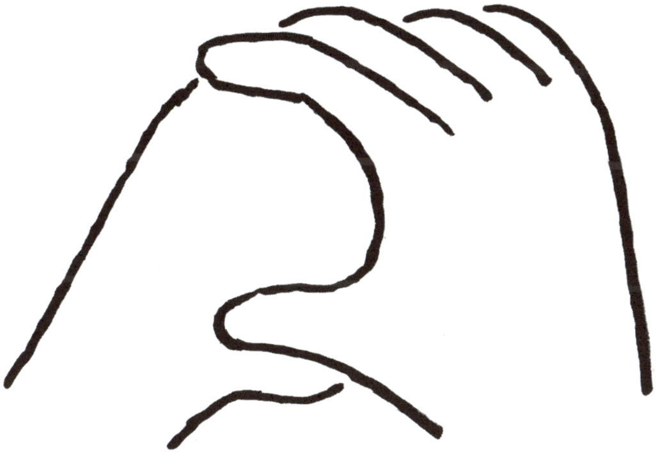

4

右手でグーの左手をつかんで、
包み込みます。

5

4までできたら、1の動きに戻り、
1〜4を連続して、1分ほどくりかえしましょう。

血流
改善
4

首の血行促進

首のところで血行が滞ると、目を含む頭部に充分な血液を送ることができなくなります。
簡単にできるマッサージと体操で首の血流を改善しましょう。

転がしマッサージ

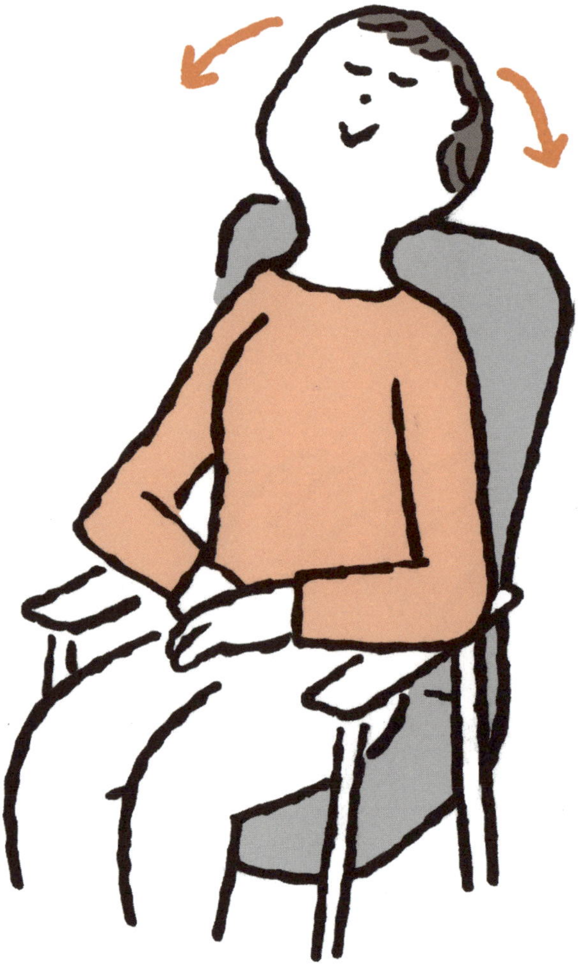

椅子に座り、リラックスして背にもたれかかります。その状態のまま、頭を後ろに倒し、後頭部の凹みを椅子の背もたれにのせて左右に動かしましょう。20〜30回ほど動かすこと。血流の滞りが解消されます。

先祖帰り体操

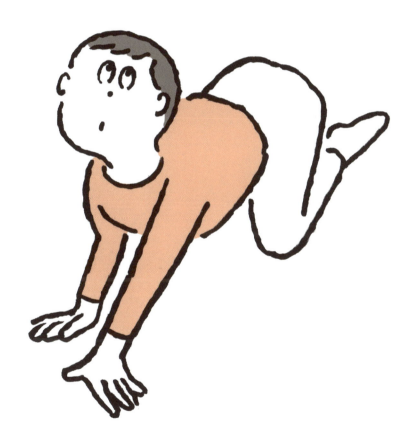

四つんばいになって、頭を上に向け、天井を見上げます。頭を高く持ち上げた状態のまま、歩き回りましょう。首の背後部分の筋肉が強化され、血流もよくなります。

◆著者紹介◆

若桜木虔〈わかさきけん〉

1947年静岡県生まれ。東京大学大学院生物系博士課程修了。速読法の指導をしているときに、多くの生徒の視力が向上していることに気づき、「視力回復トレーニング」の理論をまとめ、その効果を伝えている。専門であった遺伝子学の知識を生かし、医学・遺伝子学に関する著書を多く執筆した実績を持つ。
また、作家としても活躍。筆名を使い分けて800冊以上の著作がある。作家の養成にも力をそそいでおり、読売文化センター町田、NHK文化センター町田にて小説家養成講座の講師を務める。代表的な著書に『ミステリー小説を書くコツと裏ワザ』『たった10秒! 「視力復活」眼筋トレーニング 決定版』(どちらも小社)などがある。

カバー・本文デザイン…岡崎理恵
本文イラスト…ササキサキコ

1日《にち》1回《かい》!
見《み》るだけで「老眼《ろうがん》」はどんどんよくなる

2017年2月10日　第1刷
2023年4月30日　第16刷

著　者　若《わか》桜《さ》木《き》虔《けん》

発行者　小澤源太郎

責任編集　株式会社プライム涌光
電話　編集部　03(3203)2850

発行所　株式会社青春出版社
東京都新宿区若松町12番1号〒162-0056
振替番号　00190-7-98602
電話　営業部　03(3207)1916

印刷　大日本印刷　　製本　フォーネット社

万一、落丁、乱丁がありました節は、お取りかえします。
ISBN978-4-413-11204-8 C0047